TRAITÉ COMPLET

DE L'ANATOMIE

DES

ANIMAUX DOMESTIQUES.

Imprimerie de Félix Locquin,
16, rue N.-D. des Victoires.

TRAITÉ COMPLET

DE

L'ANATOMIE

DES

ANIMAUX DOMESTIQUES

Par RIGOT,

PROFESSEUR D'ANATOMIE ET DE PHYSIOLOGIE A L'ÉCOLE ROYALE
VÉTÉRINAIRE D'ALFORT,

Membre honoraire de la Société vétérinaire de Londres
et de celle du Finistère.

Ire Livraison.

SYNDESMOLOGIE,

OU

DESCRIPTION DES ARTICULATIONS.

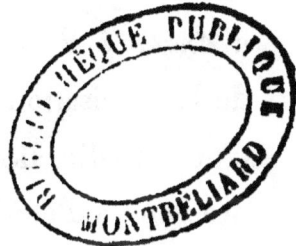

PARIS

BECHET JEUNE ET LABÉ,

LIBRAIRES DE LA FACULTÉ DE MÉDECINE,
Place de l'École de Médecine, 4.

SEPTEMBRE 1840

AVANT-PROPOS.

—

Je me propose de publier un *Traité complet d'Anatomie des animaux domestiques*. La science de l'organisation a toujours été pour moi l'objet d'une prédilection marquée, et c'est après bien des années d'études et de recherches que je viens livrer à la publicité le résultat de mes travaux.

L'ouvrage se composera de deux volumes,

qui comprendront chacun trois parties, savoir :
le premier volume, la Squelettologie, la Syndesmologie, et la Myologie; le second, la Splanch-
nologie proprement dite, l'Angéiologie, et la
Névrologie.

Chacune de ces parties sera publiée séparé-
ment, et aujourd'hui même je commence par
la Syndesmologie, qui sera immédiatement suivie
de la Squelettologie (1).

Déjà, en 1827, je publiai sur les Articulations
un opuscule qui, comme je m'empressai de l'indiquer, n'était point le fruit de mon propre la-
beur, mais bien un sommaire des savantes leçons
professées à cette époque sur cette matière, par
l'infortuné F. N. Girard, enlevé trop tôt à la
science vétérinaire, qu'il aurait tant illustrée.

Je n'ai pris de ce petit ouvrage que le titre,
pour ainsi dire, et l'idée de grouper en un seul
corps les diverses articulations de la charpente
animale. Dans la description de ces rouages,

(1) Cette seconde livraison est sous presse.

dont le mécanisme est si surprenant, je n'ai parlé que d'après nature; il n'est pas, je puis le dire, un seul point de la structure de ces parties que, le scalpel à la main, je n'aie étudié sous toutes ses faces; j'ai dit tout ce que j'ai vu, et rien de plus; je me suis efforcé, dans toutes mes descriptions, de compenser le talent de bien dire par l'exactitude; et aussi avant tout j'ai cru que je devais être clair : un luxe d'expressions, déjà bien difficile dans un travail de la nature de celui que j'ai entrepris, est toujours un sacrifice à la concision, et souvent un voile qui nuage la vérité.

SYNDESMOLOGIE [1]

ou

DESCRIPTION DES ARTICULATIONS

ET DES

DIVERSES PARTIES DONT ELLES SONT FORMÉES.

———

CONSIDÉRATIONS GÉNÉRALES.

Les connexions des différentes pièces qui forment la charpente du corps animal constituent les *articula-tions* [2], dont l'étude, envisagée sous un point de vue général, offre à considérer : le nombre, la nature, et le nom des pièces qui se correspondent ; les *plans* [3]

---

[1] De συν, avec ; δεσμος, ligament, et λογος, discours.
[2] *Articulus* des Latins, αρθρον, ou αρθρωσις des Grecs.
[3] Expression adoptée aujourd'hui dans le langage anatomique comme synonyme de surfaces.

1

par lesquels ces pièces s'affrontent ou se mettent en rapport (*surfaces articulaires*), les solides organiques qui s'opposent à ce que leur contact soit immédiat (*cartilages* et *fibro-cartilages*), les liens qui les assujettissent dans leurs rapports mutuels (*ligaments*), des membranes (les *synoviales*) et une liqueur visqueuse (là *synovie*), qui en facilitent le glissement ; les différentes sortes de mouvements que ces mêmes pièces exécutent les unes sur les autres ; enfin, la classification méthodique et la nomenclature de tous ces grands rouages dont il importe tant de bien connaître la structure et le mécanisme.

CONSIDÉRATIONS SUR LE NOMBRE, LA NATURE ET LE NOM DES PIÈCES QUI SE CORRESPONDENT.

En général les articulations ne sont formées que de deux pièces, soit osseuses, soit cartilagineuses, qui se correspondent par des surfaces réciproquement appropriées.

Parmi celles résultant d'un plus grand nombre de pièces et qui toujours alors appartiennent au système osseux, le plus souvent un seul des plans articulaires présente une composition multiple ; d'autres fois, mais plus rarement chacune des surfaces de rapport se trouve brisée en plusieurs parties lesquelles, et plus spécialement dans la surface qui se meut, sont si étroitement unies entre elles, qu'elles semblent ne former qu'une seule et même pièce.

Quels que soient du reste le nombre, la nature et la disposition des leviers qui se correspondent, c'est toujours du nom de ceux-ci que dérive la dénomination composée par laquelle les articulations sont généralement *désignées.* Exemples : articulations *scapulo-humérales*, *coxo-fémorales*, *carpo-métacarpiennes*, *intervertébrales*, *crico-thyroïdiennes*, *chondro-costales*, etc., etc.

SURFACES ARTICULAIRES.

Les *surfaces* ou les *plans* par lesquels se correspondent les différentes pièces du squelette, influent tellement sur la manière d'être des régions où ils se rencontrent, que souvent ces régions et quelquefois les pièces elles-mêmes tout entières semblent avoir été configurées tout exprès pour donner naissance à ces plans.

Dans les os longs, le volume toujours prédominant des extrémités, seules régions par lesquelles s'établissent leurs connexions, ne semble-t-il pas en effet approprié aux dimensions que doivent avoir les surfaces articulaires, tant pour assurer la solidité dans les rapports de ces leviers osseux que pour donner de l'étendue à leurs mouvements.

Des angles et des bords, telles sont, à très peu d'exceptions près, les seules régions par lesquelles les os larges s'affrontent; or, le volume toujours plus considérable de ces régions, leurs sinuosités, leur coupe oblique, leurs incisures et leurs dentelures, ne sont-ce pas là encore autant de dispositions subordonnées à l'existence des surfaces articulaires dont elles augmentent l'étendue, en multipliant les points de contact entre des os qui se correspondent par des régions aussi étroites. Enfin, ne semble-t-il pas encore qu'un grand nombre d'os courts soient en totalité configurés pour donner naissance à leurs surfaces de connexions, dont la multiplicité et l'étendue sont si bien appropriées à la solidité que présentent les articulations de ces os.

On peut, eu égard à leur manière d'être en général, partager les surfaces articulaires en deux grandes classes.

a. Celles de ces surfaces qui appartiennent à la première division sont libres d'adhérence entre elles ou simplement *contiguës*, appropriées pour la forme, et agencées soit par coaptation ou réception simple, soit par engrènement. Quelle que soit du reste leur configuration, jamais elles ne se correspondent dans toute leur étendue à la fois ; elles se meuvent en changeant de rapports et en glissant les unes sur les autres ; leur étendue est toujours dans un rapport exact avec celle des mouvements, tandis que la variété et la rapidité de ceux-ci sont inversement proportionnelles à l'étendue du contact habituel de ces mêmes surfaces.

b. La seconde classe comprend des surfaces articulaires étroitement unies entre elles ou *continues*, sinueuses, taillées en biseau, et découpées en dentelures qui s'engrènent de manière à ne permettre ni glissement, ni changement dans les rapports de ces surfaces ; l'étendue de celles-ci est uniquement relative à la solidité des articulations, et leur jeu, toujours obscur, quelquefois même insensible, est entièrement subordonné à l'élasticité de l'élément organique qui les tient intimement unies.

SOLIDES ORGANIQUES INTERPOSÉS AUX SURFACES ARTICULAIRES.

Les éléments organiques qui empêchent tout contact immédiat entre les surfaces par lesquelles se correspondent les diverses pièces osseuses du squelette, sont : le plus souvent des *cartilages*, quelquefois des *fibro-cartilages*, ou bien encore, mais plus rarement ces deux sortes de solides à la fois.

1° Cartilages articulaires.

Les uns, nommés *cartilages diarthrodiaux*, *cartilages* d'*encroûtement* ou de *revêtement*, appartiennent exclusivement aux articulations à surfaces *contiguës* ou *diarthrodiales*; les autres, propres aux articulations à surfaces *continues* ou *synarthrodiales*, sont appelés *cartilages suturaux* et mieux *synarthrodiaux*.

Donnons une idée générale des uns et des autres.

A. Cartilages diarthrodiaux.

Ces solides organiques qui, ainsi que nous l'avons dit plus haut, appartiennent seulement aux *diarthroses*, forment à chacune des surfaces articulaires un revêtement spécial qui les protège contre l'usure, et en facilite le glissement; leur épaisseur, d'autant plus grande que les surfaces exécutent des mouvements plus fréquents, et qu'elles supportent habituellement de plus fortes pressions, n'est pas égale dans toute l'étendue de la même surface : ainsi ceux de ces solides qui appartiennent à des surfaces convexes, telles que des *têtes* et des *condyles*, sont toujours plus épais au centre qu'à la circonférence, tandis qu'une disposition inverse se fait remarquer dans ceux qui revêtent des cavités.

Les cartilages diarthrodiaux présentent deux faces, l'une toujours libre, lisse, polie et luisante, affectée au glissement; l'autre adhérente, inégale, au moyen de laquelle s'établit leur union avec les surfaces qu'ils revêtent et auxquelles ils tiennent d'une manière si intime, qu'il ne faut rien moins que l'action prolongée de l'eau bouillante, ou une macération longtemps continuée pour en opérer le décollement; encore a-t-on besoin, pour produire sûrement ce résultat, d'agir sur l'extrémité d'un os de jeune sujet. C'est aussi en soumettant les cartilages diarthrodiaux pendant un temps assez long à l'action de l'eau, à la température ordinaire, que l'on parvient à y découvrir une trame formée d'une innombrable quantité de filaments pressés les uns contre les autres, s'élevant perpendiculairement des surfaces articulaires, comme les filaments du velours surgissent de leur trame, pour me servir d'une comparaison très heureuse de *Béclard*.

Jusqu'ici on n'a découvert ni vaisseaux ni nerfs dans ces solides organiques; leur vitalité est si faible qu'ils ne manifestent aucune sensibilité lorsqu'on les irrite directement sur les animaux vivants, qu'ils ne rougissent point, en les laissant exposés au contact de l'air, et que leurs lésions vitales sont encore aujourd'hui, et avec quelque apparence de raison, l'objet d'un doute pour tous ceux qui se sont spécialement occupés de leur étude. Ils réunissent à la ténacité une très grande élasticité, qui leur permet, non de se prêter à un allongement et de revenir sur eux-mêmes, mais bien de s'affaisser dans la direction de leur trame et de se rétablir brusquement, à la manière d'un ressort, dans leur condition première, quand la cause qui les a affaissés a cessé son action.

Soumis à l'analyse chimique, les cartilages diarthrodiaux fournissent différents principes immédiats, tels que de l'eau, de la gélatine et du phosphate calcaire, dont la quantité proportionnelle varie suivant l'âge. Ainsi, 100 parties de cartilage, prises sur un animal adulte, donnent environ 55,0 d'eau, 44,5 d'albumine et 00,5 de phosphate calcaire.

Toujours plus épais, plus mous et moins élastiques, durant les premières périodes de la vie, ces solides acquièrent peu à peu leurs propriétés caractéristiques et les conservent, presque sans altération, jusque dans l'âge le plus avancé. La transformation osseuse, si commune dans les cartilages pourvus de périchondre, ne se fait jamais observer dans ceux-ci.

Quant aux usages que remplissent les cartilages diarthrodiaux, ils dépendent entièrement de leurs propriétés physiques : ainsi leur élasticité les rend éminemment propres à amortir la violence des chocs et à atténuer l'effet des pressions auxquelles sont habituellement soumises les surfaces articulaires ; aussi, trouve-t-on constamment ces surfaces refoulées et plus ou moins déformées, après la disparition accidentelle de leur revêtement cartilagineux, et lors même qu'elles ont éprouvé la transformation éburnée, c'est à dire qu'elles ont acquis la dureté de l'ivoire.

Les cartilages diarthrodiaux contribuent encore à rendre plus exacte la coaptation des plans articulaires ; ils en facilitent les mouvements par le poli de leur surface libre, et en préviennent bien certainement l'usure, car aussitôt que ces plans en sont dépouillés et que les mouvements continuent, ils ne tardent pas à se rayer, dans le sens des frottements habituels qui sont alors difficiles, irréguliers et souvent douloureux.

Le cabinet des collections de l'école d'Alfort renferme un assez grand nombre d'exemples de ces sortes d'altérations toutes physiques des surfaces articulaires diarthrodiales, et plus particulièrement de celles qui, en raison de leur configuration, ne peuvent exécuter que des mouvements de charnière parfaite. L'action de *harper* paraît dépendre assez souvent d'une altération semblable des surfaces articulaires correspondantes du tibia et de l'astragale.

B. Cartilages synarthrodiaux ou suturaux.

Ces cartilages, qui diffèrent sous bien des rapports de ceux dont nous venons d'exposer les caractères généraux, se rencontrent dans les synarthroses, où ils constituent, avec le périoste, les principaux moyens d'union et de mobilité des surfaces entre lesquelles ils se trouvent placés.

Les cartilages synarthrodiaux ne sont en réalité que les restes ou les dernières portions non encore ossifiées des pièces cartilagineuses qui ont précédé le développement des os; aussi, sont-ils toujours envahis par les progrès de l'ossification, comme le sont tous les cartilages temporaires parmi lesquels on doit les ranger. Quant à cette espèce de métamorphose lente et graduée que subissent les cartilages suturaux et de laquelle résulte nécessairement l'effacement des sutures, nous ferons observer qu'elle est en général d'autant plus précoce, que les points de contact entre les surfaces sont plus multipliés; qu'enfin cette transformation osseuse est plus promptement terminée à la face interne des sutures, ce qui s'explique facilement par la largeur toujours moindre que le cartilage présente de ce côté.

2° Fibro-Cartilages articulaires.

Ces organes, que l'on rencontre dans toutes les *amphiarthroses* et qui n'existent que dans certaines diarthroses de contiguité, sont formés, ainsi que l'indique leur dénomination, de deux éléments organiques combinés, l'un *fibreux blanc* auquel ils doivent leur ténacité, l'autre *cartilagineux* duquel ils tiennent leur élasticité.

A. Fibro-Cartilages des diarthroses de contiguité.

Ils sont de deux sortes ; les uns, fixés au pourtour de
certaines cavités telles que des *glènes* et des *cotyles*, représentent des espèces de bourrelets, qui augmentent
la profondeur de ces excavations, et en protègent le
contour contre la violence des chocs et des pressions.
Les autres, interposés aux surfaces de frottement dans
quelques articulations dont les mouvements sont très
fréquents, se présentent sous la forme de plaques biconcaves, ici entières, là perforées, libres de toute adhérence par leurs faces et seulement attachées par différents
points de leur circonférence ; on les nomme *fibro-cartilages interarticulaires*, en raison de leur position, ou
bien encore *ménisques*[1] par rapport à leur forme. Ils paraissent avoir pour usages : 1° de modérer l'intensité des
chocs et des pressions en vertu de l'élasticité dont ils sont
doués ; 2° de déterminer, eu égard à leur configuration,
une coaptation assez exacte entre des surfaces qui ne
sont pas appropriées pour la forme ; 3° enfin, de con-
courir à la solidité des articulations en raison de l'é-
tendue qu'ils donnent au contact habitueldes plans entre
lesquels ils sont placés.

B. Fibro-Cartilages des diarthroses de continuité.

On les trouve interposés à des surfaces osseuses auxquelles ils adhèrent très intimement, et dont ils constituent les moyens essentiels de connexion et de mobilité.
Très résistants, mais moins tenaces cependant que les
ligaments proprement dits, avec lesquels ils ont d'ailleurs
beaucoup d'analogie, ces fibro-cartilages sont doués

[1] De μενη, lune, croissant.

d'une certaine élasticité qui permet aux pièces entre lesquelles ils sont placés, de se mouvoir, sans cependant qu'elles puissent jamais changer de rapports.

MOYENS D'UNION ENTRE LES PIÈCES QUI SE CORRES-
PONDENT PAR CONTIGUITÉ.

Ligaments [1].

Ces organes, dont le nom seul indique bien la principale mais non l'unique destination, s'implantent par leurs extrémités sur les pièces qu'ils unissent, mais toujours à quelque distance des surfaces de glissement.

On en distingue deux variétés :

1° Les *ligaments blancs ;*

2° Les *ligaments jaunes.*

1° Ligaments blancs.

Composés de fibres d'un blanc satiné, disposées en faisceaux parallèles ou entrecroisés, ils constituent, soit sous la forme *funiculaire*, soit sous la forme *membraneuse*, des liens dont la flexibilité, la tenacité et l'inextensibilité presque absolues sont les propriétés essentiellement caractéristiques.

a. Les ligaments *funiculaires* [2] ou *rubanés*, représentent des espèces de cordons aplatis, et élargis à leurs points d'attache sur les différentes pièces qu'ils unissent.

Les uns, situés en dehors des articulations, sont dits *périphériques*, et suivant qu'ils en occupent le devant, le derrière, ou les côtés, ils sont dits *antérieurs, postérieurs* ou *latéraux.*

---

[1] Du latin *ligamentum*, dérivé de *ligare*, lier ; en grec δεσμος.

[2] De *funis*, corde.

Les autres ligaments de la même forme, placés entre les surfaces par lesquelles deux pièces se correspondent, mais toujours implantés sur le contour des plans affectés au glissement, sont appelés *interosseux* ou *interarticulaires*. Les ligaments funiculaires, quelle qu'en soit du reste la position, reçoivent tous un revêtement plus ou moins étendu de la part des membranes synoviales. Leur usage est non seulement d'unir des pièces qui se correspondent, mais encore d'en borner et d'en assurer le jeu.

b. Les ligaments *membranifornes* ou *capsulaires*, toujours périphériques, appartiennent exclusivement aux diarthroses de contiguité, auxquelles ils forment des enveloppes plus ou moins complètes. Les plus étendus sont ceux des énarthroses et des arthrodies ; ils représentent des espèces de petits manchons qui s'attachent par leurs extrémités autour des surfaces de glissement, mais toujours aussi à quelque distance de leur contour extérieur : les capsules fibreuses des autres espèces de diarthroses ne les enveloppent qu'en partie et ordinairement dans le sens du mouvement le plus étendu.

En rapport par leur face externe, soit avec des muscles qui les entraînent en se contractant, soit avec des bourses tendineuses et des aponévroses, ou bien encore avec des tendons qui les fortifient, ces ligaments ont, en général, par leur surface opposée, des connexions on ne peut plus intimes avec les synoviales, dont ils doivent être considérés comme les principaux moyens de contention et d'affermissement.

L'entrecroisement des fibres si commun dans cette espèce de liens articulaires y est, à n'en pas douter, une des principales conditions de solidité, tandis que la disposition en sautoir ou la direction parallèle de ces mêmes fibres, en rendant leur écartement possible, explique, d'une manière satisfaisante, comment peut avoir lieu, dans certaines circontances, l'extension apparente de ces ligaments qui cependant sont formés d'un élément organique dont l'inextensibilité presque absolue est comme on le sait un des caractères fondamentaux.

2° Ligaments jaunes.

Ils composent la seconde variété des liens articulaires ; formés de cette espèce de tissu fibreux dont la couleur jaunâtre, la grande élasticité, la direction généralement parallèle ou légèrement oblique des fibres, la nature fibrineuse, et la vitalité très obscure, sont les propriétés caractéristiques essentielles, ces ligaments ne se rencontrent que dans certaines régions du corps, où on les voit alternativement s'allonger, puis revenir sur eux-mêmes, et opposer, en toute circonstance, une résistance incessante à l'action également incessante que la pesanteur exerce sur les diverses parties qu'ils unissent.

Le grand ligament préposé au soutien de la tête, et ceux non moins remarquables, quoiqu'infiniment moins étendus, qui unissent les lames des vertèbres cervicales dans tous les animaux quadrupèdes, nous offrent autant d'exemples de ces sortes de liens, dont l'action peut être comparée à celle d'un ressort qui n'attend pour se mettre en jeu, que d'y être sollicité par une force plus puissante que celle à laquelle sa tension habituelle fait équilibre.

Indépendamment de ces deux sortes de ligaments, on rencontre encore à la périphérie de la plupart des articulations à surfaces contiguës, un plus ou moins grand nombre de muscles, de tendons et d'aponévroses qui doivent en être considérés comme de puissants moyens d'affermissement.

MOYENS DE GLISSEMENT.

Ils se composent des membranes *synoviales* et de la *synovie*.

A. Membranes ou capsules synoviales.

Ce sont des membranes blanchâtres, demi-transparentes, très peu extensibles et rétractiles, qui forment le revêtement interne de toutes les articulations diarthrodiales, dont elles constituent les moyens de glissement essentiels, conjointement avec le liquide oléiforme (la synovie), qui en lubrifie la surface libre.

Leur nombre n'est pas exactement en rapport avec celui des articulations : ainsi généralement chaque diarthrose ne présente qu'une seule capsule synoviale ; et tandis que parfois dans une même jointure on en rencontre plusieurs, il n'est pas rare non plus de voir une seule de ces membranes former le revêtement commun de deux ou d'un plus grand nombre d'articulations voisines l'une de l'autre.

On ne peut pas dire non plus que le nombre des synoviales soit invariablement le même à toutes les époques de la vie, puisque, avec l'âge, on voit s'établir des communications, de cavité à cavité, entre certaines de ces membranes, qui étaient distinctes et simplement contiguës à une époque plus rapprochée de la naissance.

Ces membranes que l'on voit tour à tour se réfléchir et se déployer sur les diverses parties avec lesquelles elles se mettent en rapport, présentent toutes deux faces.

L'*interne*, lisse, glissante, et de laquelle se détache une quantité variable de petits prolongements feston-

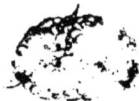

nés, grenus, rougeâtres, nommés *franges synoviales*, n'a de contact qu'avec elle-même et le fluide visqueux qui la lubrifie.

Par leur face *externe*, les synoviales tiennent en général d'une manière très serrée aux parties avec lesquelles elles sont en rapport ; mais nulle part leur adhérence n'est aussi intime que sur les ligaments et les tendons avec lesquels elles semblent s'identifier ; enfin, si ces membranes se prolongent au delà des marges articulaires pour recouvrir les cartilages diarthrodiaux, ce qui me paraît au moins douteux, on peut dire qu'elles y sont tellement modifiées, qu'elles y deviennent tout à fait méconnaissables.

Les synoviales sont encore assez souvent en rapport avec des pelotons adipeux, d'un volume variable, qui les soulèvent et les refoulent dans leur propre cavité. Ces masses adipeuses, que *Clopton Havers* avait considérées comme des glandes destinées à sécréter la synovie, ne paraissent avoir que des usages purement mécaniques, tels que : 1° d'amortir à la manière de coussins élastiques, la violence des pressions auxquelles les articulations sont exposées ; 2° de prévenir le pincement des membranes synoviales en les maintenant constamment dans un certain degré de tension ; 3° enfin, de remplir le vide qui tend à se former dans la cavité de ces membranes, lors de l'exécution de certains mouvements.

Les *cavités synoviales*, closes de toutes parts, offrent deux genres de diverticulum qui semblent spécialement destinés à tenir en réserve et à proximité des surfaces articulaires, le liquide propre à en faciliter le glissement.

Ce sont 1° les *marges articulaires*, 2° les *fossettes synoviales*.

a. Les *marges*[1] sont des espèces de petites rigoles

circulaires formées de tout l'espace compris entre le contour extérieur des cartilages diarthrodiaux, et le point d'où les membranes synoviales se réfléchissent pour tapisser les divers moyens d'union et d'assujettissement périphériques.

b. Creusées sur le milieu même des surfaces de frottement, les *fossettes synoviales* représentent des espèces de petits godets autour desquels le cartilage diarthrodial cesse brusquement.

B. Synovie[2].

La synovie est un fluide visqueux, d'une saveur salée et d'une densité un peu plus grande que celle de l'eau; incolore pendant les premières années de la vie, elle se montre plus tard avec une teinte jaune dont l'intensité augmente avec l'âge. A l'analyse chimique, cette liqueur fournit une grande quantité d'eau et d'albumine, de la soude, du chlorure de sodium, du phosphate de chaux, et une matière incoagulable, qui ne paraît être que de l'albumine rendue soluble par un excès de soude. Sans cesse versée et reprise à la surface libre des membranes synoviales, cette liqueur favorise l'application des surfaces articulaires et en facilite le glissement : sa quantité, proportionnelle à l'étendue et à la fréquence des mouvements, m'a toujours semblé moindre dans les articulations où les cartilages avaient éprouvé de l'usure. Haller dit à l'égard de cette liqueur : *Adjuvat cartilaginum integritatem humor articularis, ejusque generationem naturâ per motum musculorum ipsum videtur augere; copiosior est in animalibus quæ magno itinere defuncta sunt...*

---

[1] Du latin *margo*, bordure.
[2] De συν et ωον, œuf; ressemblance avec le blanc d'œuf.

Il m'est arrivé fort souvent de rencontrer la synovie coagulée dans des articulations qui étaient restées très longtemps condamnées à un repos absolu.

MOUVEMENTS DES ARTICULATIONS.

Ils sont dans une corrélation telle avec la configuration des surfaces articulaires et la disposition des liens qui maintiennent celles-ci, que leur variété, leur étendue leur rapidité peuvent toujours être déduites *à priori* d'une des conditions dans lesquelles se trouvent ces diverses parties, et réciproquement.

Ceci admis, le problème suivant, d'une solution facile, résumera l'idée que j'ai essayé de rendre : *Deux surfaces articulaires étant données, déterminer la disposition de leurs moyens d'union et d'assujettissement, ainsi que le nombre, l'étendue et la rapidité des mouvements qu'elles peuvent exécuter l'une sur l'autre.* La réciproque est également vraie.

On distingue quatre classes principales de mouvements : 1° le *glissement* ; 2° l'*opposition* ; 3° la *circumduction* ; 4° la *rotation*.

1° Le *glissement*, ce mouvement le plus simple et duquel tous les autres semblent dériver, est à peu près le seul dont jouissent les articulations dans lesquelles des surfaces planes ou légèrement ondulées se correspondent.

2° L'*opposition* consiste dans le jeu alternatif de deux surfaces qui se portent dans un sens d'abord, puis dans un autre sens diamétralement opposé, comme de la *flexion* à l'*extension* ; de l'*abduction* à l'*adduction*.

Les surfaces sont-elles profondément engrenées, l'opposition n'a lieu que dans un sens seulement ; leur en-

grènement est-il au contraire superficiel, ou s'effec-
tue-t-il au moyen de substances organiques intermédiaires aux surfaces, dans ces deux cas l'opposition directe
est toujours accompagnée de mouvements d'*opposition*
latérale ou de *diduction*, et quelquefois de mouvements
de *circumduction* et de *rotation*.

3° La *circumduction*, ou le *mouvement en fronde* dans
lequel un des leviers, sur son point d'appui comme
centre, parcourt successivement tous les rayons d'un
cercle, se compose des diverses oppositions de *flexion*,
d'*extension*, d'*abduction*, d'*adduction*, et de tous les
autres mouvements intermédiaires à ceux-ci. Les plans
nécessaires à l'exécution de ce mouvement sont d'un
côté une tête, et de l'autre une cavité de forme appropriée.

4° La *rotation* : dans ce mouvement une des pièces
exécute une demi-révolution autour de l'autre ; les surfaces sont nécessairement, d'un côté un pivot, et de
l'autre une cavité semi-annulaire.

A ces quatre principales classes de mouvements, on
doit en ajouter une cinquième ; elle embrassera tous
ceux dépendant de l'élasticité des substances organiques
qui unissent les surfaces entre elles dans un grand nombre d'articulations qu'on a considérées jusqu'à ce jour,
mais à tort, comme tout à fait immobiles.

CLASSIFICATION DES ARTICULATIONS.

La plupart des anatomistes modernes, prenant les
mouvements pour point de départ, ont rangé toutes les
articulations en trois grandes classes. La configuration
des surfaces articulaires et la disposition de leurs moyens

2

d'union, ont ensuite été prises en considération pour établir des divisions secondaires ou des genres.

PREMIÈRE CLASSE.

Articulations mobiles, ou *Diarthrodiales*, encore nommées *diarthroses de contiguité*, ou tout simplement *diarthroses* [1]. *Synévroses* des anciens [2].

CARACTÈRES GÉNÉRAUX.

Surfaces articulaires contiguës ou libres de toute adhérence entre elles, généralement appropriées pour la forme, et ne se correspondant jamais dans le repos comme dans le mouvement, par toute leur étendue à la fois.

Moyens d'union, des ligaments, de nombre, de nature et de forme variés.

Moyens de glissement, des cartilages de revêtement, des membranes synoviales, et conséquemment de la synovie.

Mouvements. Leur exécution est toujours accompagnée d'un changement dans les rapports des surfaces qui glissent l'une sur l'autre.

Cette classe comprend cinq genres : l'*énarthrose*, l'*arthrodie*, le *ginglyme*, la *trochoïde* et la *coulisse*.

---

[1] De δια, qui semble indiquer que les surfaces sont distinctes et séparées, et αρθρωσις, articulation.

[2] De συν, avec, et νευρον, nerf, pour ligament; union au moyen de ligaments.

PREMIER GENRE.

Enarthrose [1].

Surfaces articulaires, une tête, reçue dans une cavité de forme appropriée.

Moyens d'union, toujours une capsule fibreuse, et au moins un ligament inter-articulaire [2].

Mouvements. Ils ont lieu en tous sens, et sont d'autant plus étendus dans chaque direction, que l'éminence articulaire est plus régulièrement sphérique et plus détachée.

Exemple : articulation coxo-fémorale.

La luxation de ces sortes de jointures s'accompagne toujours de la rupture du ligament inter-articulaire.

DEUXIÈME GENRE.

Arthrodie.

Bien que des anatomistes, dont le nom fait autorité dans la science, rejettent ce genre comme étant essentiellement vicieux, nous croyons cependant devoir le conserver, en lui assignant toutefois les mêmes caractères que ceux qui lui ont été dévolus par l'auteur qui, le premier, l'a introduit dans la nomenclature syndesmologique.

Surfaces articulaires, une tête d'une courbe très surbaissée, incomplètement reçue dans une cavité assez bien appropriée pour la forme, mais non pour l'étendue.

---

[1] De εν, dans, qui semble exprimer ici la profondeur de l'emboîtement, et αρθρωσις, articulation.

[2] Dans les animaux du genre cheval. il existe toujours deux ligaments internes.

Moyens d'union, une capsule fibreuse orbiculaire seulement.

Mouvements : exécutés comme dans le genre précédent par le rayon qui porte l'éminence articulaire, ils sont d'autant plus étendus qu'il existe plus de disproportion entre le volume de la tête et la capacité de l'excavation qui la reçoit.

Exemple : Articulation *scapulo-humérale*.

Les luxations de ces articulations sont fréquentes, et par cela même faciles à réduire.

TROISIÈME GENRE.

Ginglyme[1]. *Diarthrose alternative*, ou *Charnière*, ou encore *Articulation ginglymoïdale*.

Ce genre comprend deux espèces : la *charnière parfaite* et la *charnière imparfaite*.

A. Première espèce. *Charnière parfaite, ginglyme angulaire parfait*, ou *articulation trochléenne*.

Surfaces articulaires, configurées en trochlée de manière à s'engrener.

Moyens d'union. Au moins deux ligaments funiculaires, placés aux extrémités du grand diamètre des surfaces articulaires, et presque toujours un ligament capsulaire plus ou moins complet.

Mouvements. Opposés en charnière, s'exécutant avec la plus grande précision.

Exemple : articulation tibio-tarsienne.

Les luxations de ces sortes de jointures sont très rares et toujours accompagnées de la rupture des moyens d'union.

---

[1] De γιγγλυμος, charnière.

B. Deuxième espèce. *Charnière imparfaite. Condylar-throse*[1]. *Ginglyme angulaire imparfait. Articulation condylienne.*

Surfaces articulaires. D'un côté un ou deux condyles, jamais plus ; de l'autre un nombre égal d'excavations ovalaires, ou bien des surfaces qui sont légèrement en relief ; mais, dans ce dernier cas, la coaptation des plans de rapport est étendue et complétée par des fibro-cartilages intermédiaires, dont la forme s'inverse à celle de ces plans.

Moyens d'union. Deux ligaments funiculaires placés aux extrémités du grand diamètre des surfaces pour en borner le mouvement dans le sens transversal, souvent des ligaments internes et presque toujours une capsule fibreuse disposée comme dans les articulations trochléennes.

Mouvements. Opposition dans deux directions, dont la principale est toujours celle de *flexion* et d'*extension*.

QUATRIÈME GENRE.

Trochoïde[2]. *Diarthrose rotatoire* ou *Ginglyme latéral.*

Surfaces articulaires. Un pivot tournant dans une cavité de forme appropriée, comme une porte sur ses gonds.

Moyens d'union. Si la diarthrose rotatoire est double, un appareil ligamenteux annulaire ; si elle est simple, ce même appareil, plus un ligament qui fixe l'extrémité du pivot.

---

[1] De χονδυλος, condyle, et αρθρωσις, articulation ; rapports par des condyles.

[2] De τροχος, roue, dérivé de τρεχαω, je tourne, et ειδος, forme.

Mouvements. Semi-rotation. L'articulation *atloïdo-axoïdienne* est un exemple de trochoïde simple.

Celle du cubitus avec le radius est dans le chien et le chat un exemple de trochoïde double.

CINQUIÈME GENRE.

Diarthrose planiforme, Articulation par coulisse.
Arthrodie de quelques auteurs modernes.

Surfaces articulaires. Planes ou légèrement ondulées.
Moyens d'union. Ligaments courts, distincts, ou réunis, mais toujours disposés de manière à restreindre le mouvement dans tous les sens.
Mouvements. Glissements obscurs.
Exemple : l'articulation des os du carpe entre eux.

La largeur des surfaces articulaires, la grande étendue de leur contact habituel et l'étroitesse de leurs liens, rendent les luxations de ces sortes de jointures sinon impossibles, au moins très difficiles.

DEUXIÈME CLASSE.

Synarthroses[1]. *Articulations immobiles,* et mieux *quasi immobiles*[2]. *Synchondroses* des anciens[3].

CARACTÈRES GÉNÉRAUX.

Surfaces articulaires, adhérentes entre elles, si-

---

[1] De συν, avec, qui exprime, soit le moyen d'accolement des pièces, soit l'étroitesse de leur union ; et αρθρωσις, articulation.

[2] Car je suis du nombre de ceux qui n'admettent point d'articulation sans mouvement.

[3] Συν, avec, et χονδρος, cartilage, union par le moyen d'un cartilage.

nueuses, taillées en biseau et armées de dents au moyen desquelles il s'établit un engrènement réciproque, mais non immédiat.

Moyens d'union. Interposés aux surfaces, ils sont constitués par les portions non encore ossifiées du cartilage qui a précédé l'apparition des os. Point de *ligaments proprement dits;* le périoste qui passe d'une pièce à l'autre semble en tenir lieu.

Moyens de mobilité. La substance élastique intermédiaire aux surfaces.

Mouvements. Toujours obscurs, quelquefois même tout à fait insensibles, ils ont lieu sans aucun changement dans le rapport des surfaces, et dépendent entièrement de l'élasticité de la substance organique qui leur est interposée. Les synarthroses sont de toutes les articulations celles qui éprouvent le plus de changements pendant le cours de la vie, on pourrait même dire que ces changements s'y succèdent sans interruption jusqu'à l'époque où les os se soudent complètement. Par l'ossification lente et graduée du cartilage intermédiaire aux surfaces, ces articulations deviennent de plus en plus serrées, leur solidité augmente, leur mobilité diminue dans la même proportion, et leur immobilité absolue, qui survient ensuite, est la conséquence inévitable de la conversion totale du cartilage en os, conversion dont la précocité semble, ainsi que nous l'avons déjà fait observer, subordonnée tant à la forme de la substance qui en est le siège, qu'à la disposition des surfaces entre lesquelles elle est placée.

Les articulations comprises dans cette classe ont reçu le nom générique de *suture* [1].

---

[1] En latin *sutura*, dérivé de συω, je couds.

Les principales espèces de sutures sont : *la suture vraie, l'harmonie, la suture écailleuse* et *la schindylèse.*

1° *La suture vraie* (sutura vera), dans laquelle les bords des os articulés présentent des éminences et des entailles qui s'engrènent réciproquement, comprend elle-même trois variétés, auxquelles on a donné les noms de *suture dentée*, de *suture en scie* et de *suture en queue d'aronde*, suivant que les surfaces articulaires offrent une ou deux rangées d'éminences et de cavités anguleuses, ou que les éminences représentent des sortes de petits tenons rétrécis à leur base.

Exemple : Les articulations *fronto pariétales.*

2° *L'harmonie* [1], encore nommée *juxtaposition*, ou *suture fausse* (*sutura spuria*), consiste dans la coaptation de deux surfaces très légèrement denticulées ou simplement sinueuses, dont la soudure ne s'effectue que tard ou jamais.

Exemple : Les articulations *occipito temporales.*

3° *La suture écailleuse ou squameuse* [2]. Dans cette articulation, l'une des plus solides, deux pièces osseuses se chevauchent ou s'appliquent l'une sur l'autre, en s'opposant une partie de leur surface, qui est taillée en biseau, et garnie de dentelures.

Exemple : Les articulations *pariéto-temporales.*

4°. *La schindylèse* [3] encore appelée *mortaise* ou *articulation en soc de charrue* [4] dans laquelle une lame

---

[1] De αρμονια, dérivé de αρω, j'ajuste.
[2] Du latin *squama*, écaille.
[3] De σχινδυλεω, je fends.
[4] Kell.

osseuse est reçue entre deux autres lames qui intercep-
tent entre elles un sillon plus ou moins profond.

Exemple : Les articulations *sphéno-frontales* et *sus-
maxillo-nasales.*

Enfin, d'après ces deux considérations, 1° que les
dents ne sont point des os ; 2° que, d'ailleurs, elles ne
sont point articulées, mais simplement logées et implan-
tées, un grand nombre d'anatomistes ne veulent point
admettre la *gomphose* [1] au nombre des sutures. Tout en
partageant cette opinion, nous ferons observer que l'expression dont il s'agit pourrait être cependant conser-
vée, non plus alors pour désigner l'articulation des
dents, mais bien leur implantation.

TROISIÈME CLASSE.

Amphiarthrose [2], ou *Articulation mixte de Winslow* [3],
encore nommée *diarthrose de continuité* par Bichat,
et *symphyse* par quelques auteurs modernes.

Surfaces articulaires; de deux sortes : les unes contiguës, planes, ou légèrement ondulées ;
Les autres fortement unies entre elles et configurées
de manière à représenter un emboîtement simple.

Moyens d'union. 1° Pour les surfaces contiguës, des
ligaments périphériques, disposés de manière à en borner le jeu dans tous les sens.

[1] Γυμφος, clou, implantation à la manière d'un clou.
[2] De αμφι, tous deux, et αρθρωσις, articulation.
[3] Classe d'articulations qui tiennent des synarthroses et des diarthroses.

2° Pour les autres plans articulaires, un ligament *chondroïde*[1] ou *fibro-cartilage* intermédiaire, auquel s'ajoute un appareil ligamenteux périphérique.

Moyens de mobilité des membranes synoviales, et conséquemment de la synovie dans la partie de l'articulation qui est diarthrodiale ; un fibro-cartilage intermédiaire aux surfaces pour l'autre partie de l'articulation qui a de l'analogie avec les synarthroses.

Mouvements. Généralement obscurs ; bornés à un simple glissement, mais possibles en plusieurs sens dans la partie contiguë de l'amphiarthrose, ils sont entièrement subordonnés à l'élasticité de la substance organique qui unit les surfaces dans la partie de l'articulation dite pour cela continue.

Exemple : Les articulations *inter-vertébrales*.

Les amphiarthroses sont, après les synarthroses, les articulations qui éprouvent le plus de changements pendant le cours de la vie ; elles appartiennent surtout aux os courts qui, toujours réunis en nombre plus ou moins considérable, agissent, ainsi articulés, comme s'ils ne constituaient qu'une seule et même pièce.

---

[1] Χονδρος, cartilage, et ειδος, ressemblance.

DES ARTICULATIONS

EN PARTICULIER.

ARTICULATIONS DU RACHIS.

Parmi les nombreuses jointures que présente le rachis, les unes, et ce sont les plus nombreuses, résultent de l'agencement réciproque des différents os qui constituent cette pièce fondamentale de l'édifice animal, on les nomme *articulations intrinsèques du rachis*, *inter-rachidiennes*, et mieux encore *intervertébrales ;* les autres, comprenant toutes celles au moyen desquelles s'établissent les connexions du rachis avec la tête, le thorax et le bassin, ont été nommés *extrinsèques ;* telles sont les articulations *atloïdo-occipitale*, *lombo-sacrée* et *vertébro-costales*.

Occupons-nous d'abord des premières.

ARTICULATIONS DES VERTÈBRES ENTRE ELLES,

ou *Intervertébrales* (*amphiarthroses*).

Nous diviserons les articulations intervertébrales en deux catégories ; la première comprendra celles qui, offrant des caractères communs et analogues, appartiennent à presque toutes les pièces du rachis. — La deuxième, celles qui, différant autant l'une de l'autre

que des premières, ne sont particulières qu'à quelques-
unes de ces pièces.

Nous allons étudier successivement les unes et les
autres, en commençant par celles de la première catégorie.

Toutes les vertèbres, depuis la troisième cervicale
jusqu'à la dernière lombaire inclusivement, s'unissent
entre elles par le *corps*, par les *apophyses articulaires*,
par les *lames* et les *apophyses épineuses*, ou, en d'autres
termes, par toute l'étendue de leur contour antérieur
et postérieur.

ARTICULATION DES VERTÈBRES PAR LEUR CORPS.

Symphyse[1] de quelques auteurs modernes. — *Partie
continue de l'amphiarthrose vertébrale.*

Surfaces articulaires, au nombre de deux ; l'une, située à l'extrémité antérieure de la vertèbre représente
un segment de sphéroïde, dont la courbe plus ou moins
prononcée, suivant l'étendue et la rapidité du mouvement, se trouve être ou très brève comme au cou, ou
très surbaissée, comme aux régions dorsale et lombaire.

Le surface correspondante à celle-ci placée à l'extrémité postérieure du corps de chaque vertèbre est une
cavité très bien appropriée pour la forme à l'éminence
qu'elle reçoit, mais la surpassant en dimensions dans
toute l'étendue du rachis, et plus particulièrement encore dans la région cervicale.

Ces deux surfaces sont revêtues d'une couche très
mince de cartilage, et maintenues accolées l'une à l'autre par l'espèce de disque qui comble l'intervalle ré-

---

[1] De συν, avec, et φυω, je nais.

sultant de la disproportion qu'elles présentent dans leurs dimensions.

Moyens d'union. Les uns sont *périphériques*, les autres *interosseux.*

Les premiers, étendus à presque tout l'ensemble du rachis dont ils entourent et lient les différentes pièces, sont au nombre de deux : l'un est appelé *ligament vertébral commun supérieur*, et l'autre *ligament vertébral commun inférieur.*

Les seconds, particuliers au contraire à chaque articulation vertébrale, unissent entre elles les deux pièces qui composent celle-ci : tels sont les *fibro-cartilages intervertébraux.*

A. Le ligament vertébral commun supérieur tapisse dans toute son étendue la paroi inférieure du canal rachidien, à partir de l'axis où on le voit se réunir au ligament odontoïdien, qui en forme en quelque sorte la tête jusque dans l'intérieur du sacrum où s'établit sa fusion avec le périoste.

Aplati, rubané, et régulièrement découpé en croissant à ses côtés sur le milieu du corps de chaque vertèbre, ce ligament tient d'une part, à la dure-mère, au moyen d'un tissu cellulaire lâche, entremêlé de pelotons adipeux rougeâtres, et d'autre part, mais d'une manière beaucoup plus intime, aux fibro-cartilages intervertébraux, ainsi qu'aux vertèbres desquelles il se trouve cependant isolé dans certains points, tant par les sinus veineux qui traversent ces os, que par ceux qui occupent ses découpures latérales.

Dans les diverses espèces d'animaux domestiques, ce *ligament* se présente avec tous les caractères que nous venons de lui assigner.

B. Le ligament vertébral commun inférieur, dont on rencontre à peine le vestige dans la région cervicale, où sa présence eût empêché le mouvement d'extension, ne commence en réalité qu'au niveau de la huitième vertèbre dorsale : il se présente alors sous l'aspect d'un petit cordon composé de fibres parallèles d'un blanc nacré, qui se continue en augmentant graduellement d'épaisseur et de largeur jusqu'au sacrum, sur lequel il se termine en s'épanouissant.

Recouvert dans la région dorsale par l'aorte postérieure, par la veine azygos et le canal thoracique ; aux lombes par l'aorte, la veine cave et les tendons des piliers du diaphragme qui le fortifient, ce ligament contracte, par sa face opposée, une adhérence des plus intimes, tant avec le corps des vertèbres qu'avec les disques intervertébraux.

Indépendamment de son usage comme lien, le *ligament vertébral commun inférieur* a encore celui d'imposer des limites au mouvement d'extension du rachis dans les régions dorsale et lombaire, et plus particulièrement dans cette dernière, où son grand développement coïncide si bien avec le manque de ces nombreux moyens d'affermissement que représentent les côtes dans la région dorsale.

Le développement considérable que présente ce ligament à la région lombaire dans les *didactyles*, est la seule différence que nous ayons à signaler.

C. Fibro-cartilages intervertébraux. Ces corps que l'on a généralement considérés depuis Bichat, comme formés de deux éléments organiques associés, l'un fibreux, l'autre cartilagineux, constituent sans contredit le plus puissant de tous les moyens d'union des vertèbres. Moulés exactement et implantés sur les surfaces vertébrales qu'ils unissent et maintiennent dans des rapports invariables, ces fibro-cartilages adhèrent aux deux ligaments vertébraux, concourent à former les trous de conjugaison, et de plus, dans la région dorsale, la cavité articulaire destinée à recevoir la tête de chaque côte.

Le tissu fibreux qui entre dans leur composition, blanc, dense et très résistant, occupe, dans une épaisseur de plusieurs lignes, toute la circonférence de ces corps. Ce tissu y est disposé par couches rubanées concentriques, entrecroisées en sautoir, qui sont accolées entre elles par leurs faces, et tellement adhérentes par leurs bords aux plans articulaires, que les violences exercées sur le rachis produisent plutôt la fracture des os ou la rupture de ces moyens d'union que leur décollement.

Le centre de ces disques, dans une largeur de quatre à cinq lignes environ, est constitué par une pulpe cartilagineuse, d'un blanc opalin, hygrométrique et éminemment élastique, que l'on voit venir faire hernie sur une coupe soit verticale, soit horizontale du rachis. Cette substance, dont l'adhérence avec les surfaces articulaires est beaucoup moins intime que celle des lamelles fibreuses qui l'entourent, ne se présente pas avec les mêmes caractères à toutes les époques de la vie : ainsi, très blanche et presque diffluente pendant les premières années qui suivent la naissance, on voit cette pulpe perdre graduellement de son épaisseur, devenir jaunâtre, de plus en plus sèche et friable à mesure que les animaux avancent en âge, et amener ainsi cette rigidité et cette voussure permanente du rachis, qui caractérisent si bien l'extrême vieillesse dans les animaux quadrupèdes.

L'ossification ou la transformation en os des fibro-cartilages inter-vertébraux, est un fait pathologique beaucoup plus rare qu'on ne le pense généralement ; car dans l'immense majorité des cas d'ankylose intervertébrale que j'ai eu occasion d'observer, ces corps ne m'ont jamais présenté ce genre de transformation.

J'ajouterai cependant que dans ces sortes de soudures, les fibro-cartilages intervertébraux ont toujours éprouvé de grands changements, qu'en partie atrophiés ils sont devenus jaunes, secs et très cassants.

Différences. Dans tous les animaux domestiques, les fibro-cartilages intervertébraux sont proportionnellement plus épais, plus mous, et plus souples que dans les monodactyles.

ARTICULATION DES APOPHYSES ARTICULAIRES.

Diarthrose planiforme, arthrodie de quelques auteurs modernes.

Surfaces articulaires. Chaque vertèbre correspond à celles entre lesquelles elle est placée par quatre facettes qui, bien que destinées au même usage, sont cependant loin de présenter la même configuration dans toutes les régions du rachis.

Au cou, ces facettes planes ou à peu près, de forme ovalaire et beaucoup plus larges que partout ailleurs, sont inclinées en bas vers la ligne médiane.

Au dos, ces mêmes facettes, beaucoup moins étendues, mais également planes, sont dirigées obliquement en avant et en bas. Au reste, ici, comme à la région cervicale, les facettes antérieures regardent en haut et les postérieures en bas.

Enfin, dans la région des lombes, les deux facettes postérieures de chaque vertèbre, allongées d'avant en arrière et demi-rondes, sont tournées en dehors, tandis que les deux antérieures découpées en forme de demi-anneau dans l'épaisseur de la masse apophysaire regardent en dedans.

Moyens d'union et de glissement. Ces articulations, qu'affermissent sur la ligne médiane les ligaments *inter-annulaires*, sont en outre pourvues chacune en particulier, d'une capsule ligamenteuse, dont les fibres jaunâtres et élastiques dans toute l'étendue de la région cervicale, sont au contraire blanches et inextensibles dans les régions dorsale et lombaire. Cette capsule fibreuse donne attache, par sa surface externe, à une multitude de petits faisceaux musculaires qui en la soulevant dans le moment de leur contraction empêchent conséquemment que cette capsule, ainsi que la *membrane synoviale* à laquelle elle adhère intimement par sa face interne, ne soit pincée pendant le jeu des surfaces articulaires.

UNION DES LAMES VERTÉBRALES.

Ces parties osseuses ne sont point, à proprement parler, articulées, mais simplement unies d'une vertèbre à l'autre, par un *ligament* dont la nature et les propriétés sont loin d'être les mêmes, au moins chez le cheval, dans toute l'étendue de la colonne vertébrale.

Vus à l'intérieur du canal rachidien dont ils complètent la paroi supérieure, ces ligaments que nous appellerons *annulaires* ou *inter-annulaires* [1], apparaissent composés de deux moitiés latérales, symétriques, qui sont réunies à angle aigu sur la ligne médiane où se remarque leur

---

[1] Dans les ouvrages d'anatomie humaine, on les désigne encore sous les noms de *ligaments jaunes* ou *inter-lamellaires*.

plus grande épaisseur. Leur face inférieure ou intra-rachidienne est unie à la dure mère par un tissu cellulaire rougeâtre que traversent des ramifications veineuses:
leur face supérieure, dérobée en grande partie par les
lames vertébrales adhère, dans le reste de son étendue,
aux muscles *dorso-épineux* dans la région cervicale, et
aux *épineux transversaires* dans les régions dorsale et
lombaire; enfin aux *ligaments inter-épineux* dans toute
l'étendue du rachis.

Ces ligaments, dont les fibres affectent une direction
longitudinale, sont jaunes et élastiques dans la région
cervicale, blancs au contraire et comme tels inextensibles dans les deux autres régions du rachis, où ils ont
aussi beaucoup moins d'étendue.

Différences. Dans les animaux domestiques autres
que les *monodactyles*, les ligaments *inter-annulaires*
sont jaunes et élastiques dans les trois régions du rachis.

UNION DES APOPHYSES ÉPINEUSES.

Non plus que les lames, les apophyses épineuses des
vertèbres ne sont point articulées, à proprement parler,
mais seulement unies entre elles et maintenues rapprochées par des liens qui, eu égard à leur position, ont été
nommés, l'un ligament *inter-épineux*, et l'autre ligament
sur-épineux.

A. Ligaments inter-épineux. Ces moyens d'union, dont
le nom indique suffisamment la position sont en même
noι bre et de même forme que les espaces inter-épineux
qu'ils remplissent : chacun de ces ligaments s'attache
dans toute l'étendue des deux bords par lesquels les apophyses épineuses se correspondent dans les diverses régions du rachis, et se confond par ses extrémités, d'une

part avec le ligament *sur-épineux*, de l'autre avec le ligament *annulaire* correspondant. Au dos et aux lombes
ces ligaments sont recouverts sur les côtés, par les muscles de la masse commune, et au cou par le muscles
dorso-épineux; funiculaires, jaunes et élastiques dans
cette dernière région, ils revêtent, sous la forme membraneuse, tous les caractères des tissus blancs dans les deux
autres régions du rachis; et cependant, chose remarquable, c'est que là comme au cou, ces ligaments se prêtent encore à l'écartement des apophyses épineuses, non
plus alors en vertu d'une extensibilité qu'ils n'ont pas,
mais bien en vertu d'un simple changement dans la direction de leurs fibres qui perdent, dans ce cas, leur
grande obliquité et se rapprochent de plus en plus de la
ligne horizontale, pour revenir bientôt après à leur direction première.

Différences. Dans les animaux *didactyles*, les ligaments
inter-épineux dorsaux et lombaires, sont jaunes et élastiques comme ceux du cou.

Blancs et très minces au dos et aux lombes dans le
chien, ces ligaments sont remplacés au cou par de petits
plans musculeux. J'ajouterai cependant que dans ce qua-
drupède on rencontre presque toujours un ligament
jaune entre les apophyses épineuses des deux dernières
vertèbres cervicales.

Dans le *porc*, les ligaments inter-épineux cervicaux sont
jaunes et élastiques comme dans les grands animaux,
taudis que ceux du dos et des lombes présentent les mêmes caractères que dans le chien.

Enfin, dans le *chat*, tous les ligaments inter-épineux
cervicaux, dorsaux et lombaires, sont remplacés par
de petits faisceaux musculeux.

B. Ligament sur-épineux. Ce grand surtout ligamen-

teux, qui tire aussi son nom de sa position , se compose
de deux parties tellement différentes par leur forme,
leur nature et leurs propriétés, que nonobstant leur
continuité , nous croyons devoir les considérer comme
deux ligaments distincts , que nous nommerons, l'un ligament *sur-épineux dorso-lombaire*, l'autre ligament *sur-
épineux cervical.*

a. Le *ligament sur-épineux dorso-lombaire* , couché
en long sur le sommet des apophyses épineuses , depuis
la dernière vertèbre lombaire jusqu'à la troisième vertèbre dorsale , où il se réunit avec le ligament *sur-épineux cervical*, se présente sous la forme d'un cordon
blanc fasciculé, dont l'épaisseur va en diminuant d'avant
en arrière. Il adhère en bas aux ligaments inter-épineux,
en haut et sur les côtés aux aponévroses des muscles
spinaux, dont il ne se distingue que par la direction
longitudinale de ses fibres.

Différences. Dans les *didactyles* ce ligament est jaune
et élastique dans toute son étendue.

b. Ligament *sur-épineux cervical.* Etendu dans le plan
médian du cou, depuis les premières vertèbres dorsales,
jusqu'à l'occipital , où il s'insère au moyen d'une partie
funiculaire qui a reçu le nom de *corde*, attaché en outre
par une série de larges dentelures à toutes les vertèbres
cervicales , à l'exception de la première , que sa *corde*
franchit sans y contracter d'adhérence, ce ligament forme
entre les muscles cervicaux supérieurs droits et gauches,
une grande cloison triangulaire, composée de deux parties latérales symétriques, qu'une couche de tissu cellulaire filamenteux maintient assez étroitement accolées
l'une à l'autre. Ce vaste médiastin ligamenteux, dont le
bord supérieur offre deux grosses lèvres que sépare un
sillon médian, est formé en totalité de fibres jaunes élas-

tiques, qui dans la partie inférieure ou membraneuse, se dirigent obliquement en avant et en bas pour gagner, les unes les apophyses épineuses des vertèbres du cou, et les autres les ligaments inter-épineux.

Le ligament cervical est uni sur chacun de ses côtés, aux muscles *long épineux*, *dorso-occipital*, *ilio-spinal*, *petit complexus*, et *droits de la tête*, au moyen d'une couche épaisse de tissu cellulaire traversée par de nombreuses divisions vasculaires et nerveuses. Son bord supérieur, auquel s'attachent l'un au dessous de l'autre les muscles *trapèze*, *releveur propre de l'épaule*, et *splénius*, se trouve séparé de la peau par un coussinet fibro graisseux, parfois si épais dans certains chevaux de race commune, qu'il entraîne par sa masse et fait pencher d'un côté ou de l'autre tout le bord supérieur de l'encolure.

Indépendamment des fonctions qu'il remplit en tant que moyen d'union, ce ligament, eu égard à ses propriétés, a encore bien évidemment pour usages, d'aider l'extension de la tête et du cou, d'en favoriser la flexion, et d'opposer une résistance incessante et sans le secours des muscles, à l'action également incessante que la pesanteur exerce sur le lévier que représentent l'encolure et la tête.

Différences. Ce ligament, dont on rencontre à peine quelques vestiges dans le *porc*, manque complètement dans le *chat*. Dans le *chien*, il ne constitue qu'un simple cordon étendu de la première vertèbre dorsale à l'extrémité postérieure des lames de l'axis.

Dans les *didactyles* et les *tétradactyles*, les vertèbres des lombes sont en outre unies les unes aux autres par leurs apophyses transverses, au moyen de larges productions ligamenteuses, que traversent çà et là des vaisseaux et des nerfs.

Ces ligaments *inter-transversaires* sont remplacés dans

les *monodactyles* par de petits faisceaux musculeux et tendineux, qui remplissent les intervalles que laissent entre elles les apophyses transverses des cinq premières vertèbres lombaires seulement, attendu que la cinquième et la sixième s'articulent entre elles par leurs apophyses transverses, de la même manière que le sacrum s'articule avec celles de la dernière de ces deux vertèbres.

ARTICULATIONS CÉPHALO-RACHIDIENNES.

Nous comprenons sous ce titre les deux articulations entre lesquelles se partagent les divers mouvements que la tête exécute sur la colonne vertébrale; l'une nommée *occipito-atloïdienne*, appartient à la classe des articulations dites *condyliennes*; l'autre appelée *atloïdo-axoïdienne*, peut être considérée comme le type des *trochoïdes simples*.

ARTICULATION OCCIPITO-ATLOÏDIENNE.

Condylienne

Cette double articulation condylienne, dans laquelle se passent la plupart des mouvements que la tête exécute sur le rachis, nous offre à considérer :

1° Les *surfaces* par lesquelles l'occipital et l'atlas se correspondent;

2° Un *ligament* qui maintient ces surfaces dans leurs rapports mutuels;

3° Enfin des *synoviales* qui en facilitent le jeu.

Surfaces articulaires. Du côté de l'occipital, ce sont deux condyles oblongs et biconvexes, dont la direction oblique en bas et en arrière fait naturellement incliner la tête dans le sens de la flexion; en dehors et à la base de chacune de ces éminences, se remarque l'échancrure dite stylo-condylienne, que vient occuper le côté de l'anneau atloïdien dans le mouvement d'inclinaison latérale de la tête sur le cou.

La surface articulaire de l'atlas correspondant à celle de l'occipital se compose de deux grandes cavités glenoïdales parfaitement appropriées pour la forme, mais non pour l'étendue aux condyles qu'elles reçoivent, car ces éminences les débordent toujours un peu dans un sens ou dans l'autre, suivant l'attitude que prend la tête.

Moyen d'union. Un seul ligament de forme membraneuse, appartenant conséquemment à la classe de ceux dits *capsulaires*, enveloppe l'articulation et s'attache sur toute l'étendue du contour des surfaces dont il assure les rapports.

Mince et un peu élastique dans sa moitié inférieure, ce ligament présente dans sa moitié opposée quatre grands faisceaux de renforcement, dont deux *supérieurs* et deux *latéraux*; les premiers de ces faisceaux, composés de fibres grisâtres, s'entrecroisent d'un côté à l'autre sur la ligne médiane ; les seconds, formés de fibres parallèles d'un blanc argentin, se portent obliquement en avant et en bas, du contour antérieur de l'atlas sur la base des apophyses styloïdes de l'occipital. Par sa face interne, le ligament *occipito-atloïdien* répond aux synoviales, et par sa face externe aux muscles *droits*, *fléchisseurs*, et *petit oblique* de la tête.

Synoviales. Ces membranes, au nombre de deux, dont une droite et l'autre gauche, sont adossées sur le milieu de la paroi inférieure du canal vertébral. Puissamment affermies par le ligament qui les double extérieurement, ces capsules ne sont susceptibles d'aucune de ces dilatations anormales, qui se font si fréquemment observer dans la plupart des autres articulations.

J'ai été bien souvent à même de me convaincre que les tumeurs molles et indolentes de la nuque, qui avaient pu faire croire un instant à une dilatation de ces capsules, n'étaient rien autres que des kystes sous-cutanés ou inter-musculaires dont le développement m'a toujours paru devoir être attribué soit à des frottements, soit à des pressions ou à des chocs.

Différences. Dans les *tétradactyles* réguliers et irréguliers, il n'existe qu'une seule capsule synoviale pour cette double articulation condylienne dont la structure et le mécanisme, sont du reste à très peu de chose près, les mêmes que dans les *solipèdes* et les *ruminants*.

ARTICULATION AXOÏDO-ATLOÏDIENNE.

Pour former cette *diarthrose trochoïde*, l'axis oppose d'une part, la facette convexe de son pivot odontoïdien à la cavité semi-annulaire que présente l'atlas à la face supérieure de son corps; et d'autre part, les larges facettes de ses masses apophysaires latérales aux deux surfaces condyloïdes que présente l'atlas sur les côtés de son contour postérieur.

Les moyens d'union de ces deux pièces osseuses dont une *synoviale* facilite le jeu, sont deux ligaments dits *axoïdo-atloïdiens*; l'un *supérieur* et l'autre *inférieur*, un autre appelé *odontoïdo-atloïdien* et une *capsule fibreuse*.

Le *ligament axoïdo-atloïdien supérieur* s'étend dans le plan médian de l'extrémité antérieure de l'épine axoïdienne au bord postérieur des lames de l'atlas. Formé comme les ligaments *inter-annulaires* cervicaux, de deux petites lames de tissu fibreux jaune, ce ligament est en rapport inférieurement avec la *dure-mère rachidienne*, supérieurement avec les *grands droits* de la tête, et latéralement avec les muscles *axoïdo-atloïdiens*.

Le ligament axoïdo-atloïdien inférieur, remarquable par la ténuité et la couleur argentine de ses fibres, occupe le dessous de l'articulation, et s'étend de la crête sous-axoïdienne au tubercule inférieur du corps de l'atlas où il se confond avec le tendon d'insertion du muscle *long fléchisseur* du cou.

Le ligament odontoïdien aplati de dessus en dessous et très court, s'insère, d'une part, sur la face supérieure de l'apophyse odontoïde, et de l'autre, sur toute l'étendue de la crête semi-circulaire que présente l'atlas au-devant de sa facette diarthrodiale intra-rachidienne; sa face supérieure, de laquelle se détachent plusieurs petites bandelettes[1] qui vont s'insérer à la face interne des condyles de l'occipital, est contiguë à la méninge; sa face inférieure est tapissée par la synoviale de l'articulation à laquelle il appartient.

Indépendamment de son usage comme moyen d'union, ce ligament sert encore à maintenir l'apophyse odontoïde appliquée contre l'arc inférieur de l'atlas, et à empêcher conséquemment que ce pivot osseux ne vienne en basculant exercer sur la moelle épinière une pression qui serait indubitablement mortelle.

Capsule fibreuse axoïdo-atloïdienne. Cette grande expansion ligamenteuse, dont les fibres resplendissantes sont la plupart horizontales et parallèles enveloppe toute l'articulation, ferme le canal vertébral sur ses côtés, se réunit aux trois ligaments précédemment décrits, et s'attache sur toute l'étendue du contour des surfaces articulaires : elle est en rapport par sa face interne avec la synoviale, et par sa face externe, d'une part, avec la dure-

---

[1] Véritables rudiments du ligament odontoïdo-occipital des *tétradactyles*.

mère , d'autre part avec les muscles *axoïdo-atloïdiens.*

Synoviale. Très lâche pour se prêter aux mouvements des surfaces articulaires qu'elle déborde dans tous les sens , cette membrane se trouve puissamment soutenue et affermie par la capsule fibreuse qui la double extérieurement.

Différences. Dans les *tétradactyles,* de même que dans l'homme, l'apophyse odontoïde est maintenue appliquée sur l'arc inférieur de l'atlas par un *ligament transverse ,* dont on ne retrouve pas même le vestige dans les *solipèdes* et les *didactyles.* Chez ces mêmes animaux à quatre et cinq doigts , le *ligament odontoïdien* est formé de deux gros faisceaux qui s'étendent en divergeant du sommet de l'apophyse odontoïde à la face interne des condyles de l'occipital : ils répondent, d'un côté, à la synoviale de l'articulation *atloïdo-occipitale ,* et de l'autre, à la dure-mère ainsi qu'au ligament *transverse.* Indépendamment du mode d'union qu'ils établissent, les deux ligaments *odontoïdo-occipitaux* ont encore pour usage d'imposer des bornes aux mouvements de *rotation* et de *flexion* de la tête.

Le ligament axoïdo-atloïdien supérieur, remarquable par sa grande épaisseur et sa couleur grisâtre, se trouve en grande partie dérobé par l'axis dont l'apophyse épineuse vient chevaucher l'arc supérieur de l'atlas, après avoir toutefois recouvert le canal vertébral, qui se trouve ainsi beaucoup plus difficilement accessible en ce point aux instruments vulnérants, qu'il ne l'est dans les *solipèdes* et les *ruminants.*

Dans le *chien* et le *chat,* les synoviales sont au nombre de trois :

La *première* est destinée à l'articulation des masses apophysaires de l'atlas et de l'axis;

La *seconde* est affectée à l'articulation de l'apophyse odontoïde avec l'arc sepérieur de l'atlas ;

La *troisième* enfin favorise le jeu du pivot odontoïdien sous le ligament transverse.

Dans le *porc*, la *première* de ces membranes communique toujours avec la *seconde*, et quelquefois même avec la *troisième*.

ARTICULATION LOMBO-SACRÉE.

C'est une amphiarthrose sinon identique en tous points, au moins analogue, sous une infinité de rapports, aux articulations inter-vertébrales proprement dites ; pour la constituer, la dernière vertèbre des lombes répond au sacrum par son *corps*, ses deux *apophyses articulaires* postérieures, ses *lames*, et son *apophyse épineuse*, absolument de la même manière que les autres vertèbres, et surtout les deux dernières lombaires se correspondent entre elles ; et si l'on en excepte d'une part l'épaisseur un peu plus considérable du *fibro-cartilage inter-osseux*, et d'autre part la plus grande largeur du *ligament inter-épineux* ; toutes les autres parties de cette articulation, telles que *surfaces* et *moyens d'union*, offrent, sous le double rapport de leurs dispositions et de leurs propriétés, les mêmes caractères que dans les amphiarthroses lombaires ; ajoutons toutefois, que dans les espèces du genre cheval, le sacrum présente sur chacun des côtés de sa base un condyle oblong qui est reçu dans une cavité glenoïdale creusée sur la rive postérieure de l'une et de l'autre des apophyses transverses de la dernière vertèbre des lombes.

Chacune de ces deux articulations *sacro-transversaires*, pourvue d'une capsule *synoviale*, est affermie sur toutes ses faces, par des trousseaux de fibres blanches qui s'é-

tendent, soit directement, soit obliquement d'une pièce
à l'autre.

Malgré le peu d'étendue de cette dernière membrane,
la petite quantité de synovie qu'on rencontre habituellement dans son intérieur et le peu d'épaisseur des lames
cartilagineuses qui revêtent les surfaces articulaires ; je
doute, fort contrairement à l'opinion généralement admise, que le sacrum et la dernière vertèbre lombaire
puissent se souder ensemble ; et ce doute est fondé : en
premier lieu, sur ce que la mobilité de l'articulation
lombo-sacrée me semble une condition trop indispensable à la grande solidité que le rachis devait présenter
en ce point où il reçoit, et dans presque toute sa force,
l'impulsion des membres postérieurs ; et en second lieu,
sur ce que dans le grand nombre d'autopsies que ma position m'a mis à même de faire, je n'ai jamais eu occasion
d'observer de soudure ni accidentelle, ni sénile du sacrum avec la dernière vertèbre des lombes, lors même
que toutes les vertèbres de cette région étaient complètement soudées entre elles.

Différences. Dans tous les autres animaux domestiques,
le sacrum ne s'articule point par contact immédiat avec
les apophyses transverses de la dernière vertèbre lombaire. Un de ces ligaments que nous avons appelés *inter-transversaires*, unit seulement ces deux pièces osseuses sur les côtés.

ARTICULATIONS SACRO - COCCYGIENNE, ET INTER-COCCYGIENNES.

Ce sont autant de symphyses identiques en tous points
à celles du corps des vertèbres.

Un disque *fibro-cartilagineux*, semblable à ceux des
articulations inter-vertébrales, mais seulement un peu

plus épais et plus fibreux, unit et sépare tout à la fois les surfaces ellipsoïdes et légèrement convexes par lesquelles le sacrum et les os coccygiens se correspondent mutuellement. Quant aux autres moyens d'union, l'idée la plus générale comme la plus juste que l'on puisse s'en faire, est celle d'une gaîne fibreuse entourant de toutes parts et sans aucune interruption, l'espèce de levier brisé que forme le coccyx, et réunissant en un seul tout flexible, les différentes pièces osseuses qui entrent dans sa composition.

C'est de cette gaîne fibreuse, que certains auteurs ont imaginé, mais bien gratuitement, de faire deux ligaments *sacro-coccygiens*; l'un *supérieur*, l'autre *inférieur*.

Dans tous les animaux domestiques, les articulations *sacro-coccygienne*, et *inter-coccygiennes* se présentent avec les caractères que nous venons de leur assigner.

MÉCANISME DU RACHIS.

Le mécanisme du rachis doit être envisagé sous le double rapport de la solidité et de la mobilité.

Comme conditions essentiellement propres à assurer la solidité du rachis, nous signalerons plus spécialement :

1° La multiplicité des os qui entrent dans la composition de cette partie fondamentale de l'édifice animal, et partant ses nombreuses articulations, dans le jeu desquelles tout mouvement résultant soit d'une pression, soit d'un choc, doit nécessairement se trouver complètement décomposé et singulièrement atténué, sinon en partie perdu ;

2° La brièveté et la texture spongieuse de ces mêmes pièces osseuses, lesquelles doivent à ces dispositions anatomiques, de pouvoir opposer une force de résistance énorme à l'action de toutes les causes qui tendent à en opérer la rupture ;

3° La multiplicité et l'étendue des surfaces par lesquelles ces os se correspondent, comme aussi leur engrènement tel, qu'on ne conçoit pas qu'ils puissent se déplacer, dans un sens ou dans l'autre, sans éprouver de fracture.

4° Le grand nombre des moyens d'union et leur souplesse, à laquelle se joint une tenacité qui surpasse même celle des os ;

5° Cette série d'éminences, appelées *épines*, qui, d'une part, offrent aux muscles contenteurs du rachis des bras de leviers d'autant plus favorables qu'elles sont plus prolongées, et qui d'autre part s'opposent avec d'autant plus d'efficacité à l'extension exagérée de la colonne vertébrale, qu'elles offrent tout à la fois et plus de largeur, et plus d'obliquité ;

6° Enfin, cette disposition en voûte du dos et des lombes, qui me paraît être la forme architecturale la plus favorable à la somme de résistance que le rachis devait opposer à la traction incessante des énormes et lourds viscères qui lui sont appendus.

MOUVEMENTS DU RACHIS.

Les vertèbres exécutent l'une sur l'autre des mouvements en tous sens, mais tellement obscurs, que pour s'en faire une idée exacte, il est absolument indispensable d'en étudier l'ensemble, soit dans la totalité d'une région, et mieux encore dans toute l'étendue du rachis à la fois.

Les mouvements de totalité du rachis sont : la *flexion*, l'*extension*, l'*inclinaison bi-latérale* et la *rotation*.

Flexion. La courbure en arc de la portion dorso-lombaire du rachis, se prononce davantage, les apophyses articulaires postérieures de chaque vertèbre glissent d'arrière en avant sur les apophyses articulaires antérieures de la vertèbre qui vient après. Le ligament *vertébral commun inférieur* est relâché, les *fibro-cartilages intervertébraux* s'affaissent du côté de la flexion, et leur substance pulpeuse centrale est refoulée du côté opposé. Les ligaments *vertébral commun supérieur, inter-épineux, sur-épineux, inter-annulaires*, fortement distendus, imposent des bornes au mouvement.

Extension. Dans ce mouvement, le rachis se redresse, les apophyses articulaires des vertèbres glissent les unes sur les autres, les postérieures d'avant en arrière, les antérieures d'arrière en avant ; les ligaments *vertébral commun supérieur, inter-épineux, sur-épineux, et inter-annulaires*, sont relâchés. Le ligament *vertébral commun inférieur* est distendu, les lamelles inférieures des *disques inter-vertébraux* le sont également, leur noyau pulpeux est repoussé en avant, et le mouvement circonscrit dans des limites très étroites, est borné, tant par la résistance qu'opposent en commun les diverses parties ligamenteuses dont il vient d'être question, que par la rencontre mutuelle des apophyses épineuses et des lames vertébrales.

Inclinaison latérale. Dans ce mouvement, le rachis décrit un arc de côté ; les apophyses articulaires vertébrales correspondant au côté de l'inclinaison, pivotent l'une sur l'autre de dehors en dedans, tandis que celles du côté opposé exécutent le même mouvement mais en sens inverse. Les *disques inter-vertébraux* s'affaissent du côté de l'inclinaison, leur pulpe centrale est repoussée de l'autre côté, et la résistance opposée par la plupart des moyens d'union qui se trouvent distendus , arrête le mouvement.

Rotation. Ce mouvement excessivement obscur , dans lequel la face inférieure du rachis se présente un peu de côté , s'effectue sans changement sensible dans le rapport des surfaces articulaires, et se réduit à une torsion très légère qu'éprouvent sur eux-mêmes les *fibro-cartilages inter-vertébraux*.

Quant au mouvement de *circumduction* qui exige comme condition indispensable de son exécution dans une partie quelconque , que celle-ci soit entièrement dé-tachée ou libre par une de ses extrémités ; nous le croyons, en tant au moins que mouvement de totalité du rachis , tout à fait incompatible avec l'attitude qua-drupède.

MOUVEMENTS PROPRES A CHACUNE DES RÉGIONS DU RACHIS.

Les trois régions du rachis sont loin de participer éga-lement aux mouvements d'ensemble dont nous venons de faire connaître les caractères. Ainsi , tandis que dans la région cervicale les divers mouvements de *flexion*, d'*ex-tension*, d'*inclinaison latérale* , de *circumduction* et de *rotation* , sont favorisés par la brièveté des courbes arti-culaires, par la grande épaisseur des disques inter-ver-tébraux, l'étendue des apophyses articulaires , le peu de hauteur des apophyses épineuses , et l'élasticité de tous les moyens d'union ; nous voyons au dos la *flexion* , ren-due presque impossible au moins dans la moitié anté-rieure de cette région par la présence du sternum; et l'*ex-tension* restreinte tant par le peu de souplesse des disques inter-vertébraux que par la rencontre mutuelle des apo-physes épineuses plus longues , plus obliques et plus

larges ici que dans les autres régions ; enfin , les mouvements d'*inclinaison latérale* et de *rotation* étroitement
limités par les côtes qui arcboutent sur deux vertèbres
à la fois.

Aux lombes , il existe des dispositions un peu plus favorables à la mobilité ; aussi , cette région participe-
t-elle plus que celle du dos aux mouvements généraux
du rachis, surtout dans ses deux tiers antérieurs. Parmi
ces dispositions , nous ferons figurer en première ligne ,
l'absence des côtes, l'épaisseur un peu plus considérable des
fibro-cartilages inter-vertébraux, la hauteur et l'obliquité
moindres des apophyses épineuses ; enfin la forme des
apophyses articulaires beaucoup plus avantageuse au
mouvement de rotation , que celle que présentent ces
mêmes apophyses dans les vertèbres des autres régions.

Différences. Dans le rachis du *bœuf*, les conditions
de mobilité, et comme conséquence rigoureuse , celles
relatives à la solidité, ne sont plus réparties de la même
manière que dans le cheval : ainsi, à la région cervicale,
où tout , dans le premier de ces animaux , semble avoir
été disposé pour la plus grande somme de force possible,
les vertèbres sont beaucoup plus courtes et plus épaisses,
conséquemment leur force de résistance doit être et est
en effet plus grande ; leurs diverses apophyses ayant aussi
plus d'élévation, sont par cela même disposées d'une
manière plus favorable à l'action des puissances musculaires dont elles représentent les bras de levier ; les surfaces par lesquelles les connexions de ces os s'établissent
plus spécialement , celles de leur corps par exemple,
sont proportionnellement plus étendues et d'une courbe
moins brève que dans le cheval ; leur emboîtement est
aussi plus profond ; le fibro-cartilage qui leur sert tout
à la fois de moyen d'union et de mobilité , moins épai

4

et plus fibreux, est conséquemment moins souple , mais aussi beaucoup plus tenace.

Dans les régions dorsale et lombaire, où il existe au contraire beaucoup plus de mobilité, et partant moins de solidité que dans les monodactyles, la courbure en arc du rachis est moins prononcée, les vertèbres sont plus allongées, conséquemment leur force de résistance est moindre ; elles sont aussi plus compactes, et partant plus fragiles ; les fibro-cartilages qui unissent ces os, plus épais et plus mous, sont aussi plus flexibles, mais par cela même plus exposés aux distensions de toute espèce que favorisent encore les ligaments *sur-épineux* , *inter-épineux*, *inter-annulaires*, en vertu de la grande élasticité dont ils sont doués.

A toutes ces dispositions, qui expliquent si bien pourquoi le bœuf est beaucoup plus propre au tirage par la tête et le cou que le cheval, mais aussi beaucoup moins favorisé que ce dernier pour le transport au dos, nous ajouterons encore : 1° la brisure du sternum ; 2° l'absence de tout rapport immédiat entre les apophyses transverses de la cinquième et de la sixième vertèbres lombaires d'une part, et d'autre part le manque de ce même genre de rapport entre le sacrum et les apophyses de la dernière de ces deux vertèbres.

L'étroitesse du sternum, l'étendue en longueur et la flexibilité des cartilages qui en unissent les diverses pièces osseuses, sont autant de dispositions favorables à la mobilité de la région dorsale dans les animaux *carnivores*.

Les luxations des vertèbres doivent être aussi rares qu'elles sont difficiles à concevoir, et dans tous les cas, elles ne peuvent avoir lieu sans déchirement de tous les moyens d'union, et sans lésion de la moelle épinière ; conséquemment leur réduction, dans la supposition où

elle pourrait être effectuée, ce dont je doute très fort,
ne saurait être suivie d'aucune chance de succès, puisque
la lésion du centre nerveux, résultat inévitable du déplacement des os doit être considérée comme tout à
fait incurable. Il me paraît donc bien évident que ce que
l'on a pris jusqu'ici pour des luxations inter-vertébrales,
n'était que de simples déviations des plans articulaires,
dues soit à un allongement, soit à une déchirure partielle
de quelques uns de leurs moyens d'union ; ou encore des
décollements d'épiphyses, ou bien enfin une véritable
fracture des surfaces de rapport.

MÉCANISME DE L'ARTICULATION LOMBO-SACRÉE.

Bien que les conditions de solidité et de mobilité de
cette articulation soient à peu près identiquement les
mêmes que dans les amphiarthroses inter-vertébrales
lombaires, il est cependant de fait que les mouvements
de *flexion* et d'*extension* y sont beaucoup moins restreints
et que ceux d'*inclinaison latérale* y sont rendus absolument impossibles, au moins dans les animaux solipèdes,
par la présence des articulations sacro-transversaires.

MÉCANISME DES ARTICULATIONS SACRO-COCCYGIENNE, ET INTER-COCCYGIENNES.

Comme toutes les symphyses inter-vertébrales auxquelles
elles ressemblent d'ailleurs tout à fait par leur structure,
ces articulations permettent aussi suivant le même mécanisme, des mouvements de *flexion* ou d'*abaissement*,
d'*extension* ou d'*élévation*, d'*inclinaison latérale*, de
circumduction et de *rotation*; mais attendu que les os
coccygiens ne sont engrénés ni entre eux, ni avec le
sacrum, comme le sont les vraies vertèbres; que man-

quant la plupart d'apophyses épineuses et de lames, ils manquent conséquemment aussi de ligaments *inter-épineux, sur-épineux* et *inter-annulaires;* qu'en outre le coccyx se trouve détaché du tronc et conséquemment libre dans presque toute son étendue, ces divers mouvements sont par cela même beaucoup plus faciles, plus variés et plus rapides que dans toute autre région du rachis.

MOUVEMENTS DE LA TÊTE SUR LE RACHIS.

Les divers mouvements que la tête exécute sur la colonne vertébrale se partagent ainsi que nous l'avons déjà dit, entre les articulations *atloïdo-occipitale* et *axoïdo-atloïdienne;* ses mouvements de *flexion, d'extension, d'inclinaison latérale,* et de *circumduction,* ont leur siège dans la première de ces deux jointures, tandis que son mouvement de *rotation* appartient exclusivement à la seconde.

MÉCANISME DE L'ARTICULATION ATLOÏDO-OCCIPITALE.

Flexion. Les condyles de l'occipital roulent de dessous en dessus dans leurs cavités de réception ; la capsule fibreuse articulaire, relâchée dans sa moitié inférieure, éprouve dans sa moitié opposée une forte distension qui s'accompagne de celle des ligaments *cervical* et *odontoïdo occipital.* Dans ce mouvement qui peut être porté au point que la tête, par son extrémité inférieure, vienne rencontrer le bord antérieur du cou, le canal vertébral ne se trouvant plus recouvert en haut que par le ligament capsulaire est très facilement accessible aux instruments vulnérants.

Extension. La tête décrivant un arc de cercle d'arrière en avant s'éloigne de plus en plus du bord antérieur de

l'encolure. Les condyles de l'occipital roulent de dessus
en dessous dans les cavités antérieures de l'atlas ; le ligament capsulaire relâché dans sa moitié supérieure que
soulève le muscle *petit droit*, se trouve fortement tendu
dans sa moitié opposée ; et la rencontre mutuelle de l'occipital avec le bord antérieur des lames de l'atlas, arrête
le mouvement avant que la tête ne se soit placée sur la
même ligne que le cou. Dans l'extension, c'est par le bas
et non plus par le haut que l'on peut facilement pénétrer dans l'intérieur du canal rachidien.

Inclinaison latérale. Les condyles de l'occipital roulent dans leurs cavités de réception de gauche à droite
ou de droite à gauche suivant le sens du mouvement ; le
fond de l'échancrure stylo-condylienne, correspondant
au côté de l'inclinaison se rapproche du contour antérieur
de l'atlas, et avant que la rencontre des deux pièces osseuses ne se soit effectuée de ce côté, le mouvement se
trouve borné par la tension qu'éprouve le ligament capsulaire sur le côté opposé.

Circumduction. La tête passant successivement par
tous les mouvements que nous venons d'énoncer, décrit
un cône dont la base répond à son extrémité inférieure
et le sommet au centre de son articulation.

Tout ce que nous avons dit des luxations inter-vertébrales trouve ici son application rigoureuse.

MÉCANISME DE L'ARTICULATION AXOÏDO-ATLOÏDIENNE.

Rotation. Dans ce mouvement, le seul que permette
cette articulation, la première vertèbre et la tête pivotent
horizontalement et ensemble sur l'axis qui reste fixe ;
et tandis que la facette annulaire intra-rachidienne de
l'atlas, exécute d'un côté à l'autre une demi-révolution

autour du pivot odontoïdien, ses deux masses apophysaires postérieures glissent l'une de haut en bas, et l'autre de bas en haut sur les surfaces de l'axis qui leur correspondent : le mouvement est borné par la résistance qu'opposent en commun tous les moyens d'union.

Quoique la luxation de cette articulation, ainsi que sa réduction, ait été admise et décrite, je la crois tout aussi impossible que celle des autres jointures inter-vertébrales, et les raisons de cette impossibilité se trouvent : 1° dans la grande étendue des plans articulaires, et surtout dans le mode de pénétration du pivot odontoïdien, à l'intérieur du canal vertébral de l'atlas ; 2° dans la force de résistance énorme des moyens d'union, et en particulier de celle du ligament odontoïdien ; et du reste une semblable luxation eût-elle lieu, qu'elle s'accompagnerait inévitablement d'une distension ou d'un déchirement mortel de la moelle épinière.

ARTICULATIONS DES OS DE LA TÊTE ENTRE EUX.

La tête offre deux sortes d'articulations ; toutes celles qui semblent lier en une seule et même masse les os du crâne et de la mâchoire supérieure, appartiennent sans aucune exception à la classe des *synarthroses* ; les deux articulations de la mâchoire inférieure avec le crâne constituent seules des *diarthroses de contiguïté*.

DES SUTURES CRANIENNES ET FACIALES.

Pour former cette nombreuse série d'articulations *quasi-immobiles*. les os du crâne et de la face s'opposent généralement leurs bords et leurs angles : or, en augmentant l'épaisseur des os, dans ces régions, en les rendant sinueux sur leur contour, en les armant d'une mul-

titude d'aspérités anguleuses, en les maintenant étroitement unis au moyen d'un cartilage qui en suit toutes les
sinuosités , et dont on prouve facilement l'existence par
une macération prolongée , ne semble-t-il pas que la
nature ait voulu , par toutes ces dispositions , qui augmentent évidemment l'étendue des rapports en même
temps qu'elles multiplient les points de contact, sup-
pléer au désavantage que devaient nécessairement présenter, sous le rapport de la solidité , des articulations
qui se font par des surfaces aussi restreintes dans leurs
dimensions que le sont des bords et des angles.

De ces *synarthroses*, désignées plus généralement encore sous le nom de *sutures*, les unes, et c'est le plus
grand nombre, appartiennent à l'espèce dite *dentée* ou
en *scie;* telles sont celles du *frontal* avec le *pariétal*, et
les *sus-naseaux;* du *lacrymal*, du *zygomatique* et du *pala-
tin* avec le *grand sus-maxillaire;* telles sont encore celles
des *palatins*, des *petits* et des *grands sus-maxillaires* entre
eux. D'autres appartiennent à l'espèce dite *harmonique*,
exemple : les articulations *occipito-temporales* et *ptérygo-
palatines;* quelques unes à l'espèce dite *squameuse*,
exemple : les articulations *pariéto-temporales;* quelques autres enfin , propres aux os qui supportent habituellement de fortes pressions, se font par *schyndylèse;*
telles sont les articulations du *frontal* avec le *sphénoïde;*
telles sont encore celles non moins remarquables des
sus-naseaux et des os *incisifs* avec les *grands sus-maxillaires.*

Différences. Dans les *didactyles* et les *trétradactyles*
irréguliers, les sus-naseaux ne se soudent jamais ni entre
eux ni avec les os auxquels ils correspondent. Il en
est absolument de même à l'égard des deux branches du
maxillaire inférieur qui, unies entre elles sur la ligne mé-

diane au moyen d'une couche fibreuse , restent mobiles l'une sur l'autre pendant toute la vie.

Enfin , dans toutes les espèces d'animaux domestiques *trétradactyles* , le *frontal* et le *zygomatique* sont unis entre eux au moyen d'un ligament funiculaire aplati, qui complète le sourcil de la cavité orbitaire.

MÉCANISME DES ARTICULATIONS DU CRANE ET DE LA FACE.

La force de résistance que le crâne et la face devaient, comme enveloppes protectrices, opposer isolément ou en commun à l'action des violences extérieures , nous semble reconnaître pour conditions essentielles :

1° La multiplicité des os, et partant celle des articulations, dont le jeu, bien que restreint à de simples oscillations, n'en devient pas moins nécessairement une cause d'atténuation des violences qui auraient pu produire la disjonction ou la fracture de quelques uns de ces os, ou bien encore l'ébranlement des parties qu'ils enveloppent et protègent.

2° L'appui mutuel que toutes ces pièces osseuses, enchevêtrées comme elles le sont, se prêtent nécessairement pour résister en commun aux chocs qui leur sont imprimés, soit dans un sens, soit dans l'autre. Aussi, observe-t-on qu'elles ne sont susceptibles de se rompre que par l'action de violences assez intenses pour en briser plusieurs à la fois.

3° La coupe en biseau des surfaces par lesquelles les os du crâne et de la face se correspondent, d'où résulte un agencement réciproque d'un artifice tel, que les violences extérieures, loin d'en produire la disjonction, tendent plutôt à en resserrer l'union.

4° La forme cintrée ou en voûte qu'affectent la plupart

de ces pièces, et qui est précisément de toutes les dispositions architecturales celle qui offre la plus grande somme de résistance.

5° Leurs courbures alternatives, d'où dérivent des angles et des coudes dans lesquels tout mouvement résultant, soit d'un choc, soit d'une pression, doit nécessairement se décomposer et se perdre en partie.

6° L'épaisseur et la densité que présentent ces os dans tous les points où ils sont le plus exposés aux commotions directes, comme aussi dans tous ceux où les efforts qu'ils ont à supporter en commun semblent plus spécialement se concentrer.

7° Les éminences que ces mêmes os présentent çà et là à leur surface, et qui semblent disposées tout exprès pour éloigner les agents extérieurs des parties qu'ils sont appelés à protéger.

8° L'élasticité dont sont douées toutes ces pièces osseuses, mais plus particulièrement celles que leur position superficielle rend plus directement accessibles aux agents extérieurs.

9° Enfin, le dédoublement d'un grand nombre de ces mêmes pièces, ou leur division en deux lames, entre lesquelles il existe toujours, soit une couche de tissu spongieux qui en double au moins la résistance sans en augmenter sensiblement le poids, soit encore de vastes cavités traversées d'une lame à l'autre par de petites colonnes de soutien, et remplies d'une masse d'air qui fait évidemment l'office d'un coussin élastique sur lequel les pressions et les chocs viennent s'amortir : aussi, ces cavités inter-osseuses, vrais réceptacles d'air, sont-elles proportionnellement bien plus développées dans les animaux qui luttent avec la tête, que dans ceux qui ont d'autres moyens de défense et d'attaque.

MOUVEMENTS DES ARTICULATIONS DU CRANE
ET DE LA FACE.

Ils offrent ceci de particulier : 1° qu'ils sont excessivement obscurs; 2° qu'ils ont lieu sans variation aucune dans les rapports des surfaces adjacentes et conjointes; 3° qu'ils ne constituent que des espèces d'oscillations dépendant de l'élasticité des lames cartilagineuses interposées aux os; 4° qu'ils diminuent d'étendue avec l'âge, comme la largeur des cartilages d'interposition; 5° enfin, qu'ils cessent tout à fait d'exister à l'époque où ces cartilages sont devenus complètement osseux.

ARTICULATION TEMPORO-MAXILLAIRE.

Cette articulation, dont la structure ainsi que les mouvements sont constamment en rapport avec la forme des dents et le mode de mastication, appartient à la classe de celles dites *condyliennes*. Elle offre à considérer deux *surfaces de rapport*, un *fibro-cartilage intermédiaire*, un *ligament capsulaire* et deux *membranes synoviales*.

Surfaces articulaires. L'extrémité postérieure de chacune des branches du maxillaire porte un condyle convexe d'avant en arrière, oblong et légèrement arqué en travers, dont le cartilage très mince ressemble assez bien, par sa texture, à la substance organique qui forme le revêtement des coulisses affectées au glissement des tendons.

Située sous la racine transverse du l'apophyse zygomatique, la surface articulaire temporale se compose de trois parties de la réunion desquelles résulte une cavité ouverte en bas et en dehors, dont le diamètre antéro-postérieur surpasse de beaucoup celui du condyle qu'elle reçoit. Ces trois parties sont : en avant, une bordure étroite peu saillante, convexe d'avant en arrière, oblongue et concave d'un côté à l'autre ; on la connaît généralement sous le nom de *condyle temporal* ; en arrière et en regard de la moitié interne environ de cette première partie, une apophyse dite *sus-condylienne*, dont la face antérieure, légèrement excavée, est recouverte d'une lame cartilagineuse dont la texture est tout à fait semblable à celle du cartilage qui revêt le condyle maxillaire. Ces deux parties sont séparées l'une de l'autre par un enfoncement transversal, sorte d'arrière-fond, non revêtu de cartilage et tapissé seulement par la synoviale supérieure : c'est la cavité dite *glénoïde*, dans laquelle est reçu le condyle du maxillaire, par l'intermédiaire du ménisque fibro-cartilagineux.

Fibro-cartilage inter-articulaire. C'est une sorte de plaque oblongue transversalement, plus épaisse à la circonférence qu'au centre, formée de fibres entrecroisées, et appropriée, tant par ses dimensions que par sa configuration, aux surfaces entre lesquelles elle est placée : sa face supérieure est alternativement concave et convexe pour s'adapter aux reliefs et aux enfoncements de la surface articulaire temporale, tandis que l'inférieure est concave pour recevoir le condyle maxillaire. Ce fibro-cartilage qui emboite ainsi chaque surface et en rend le contact plus étendu, adhère par sa circonférence à l'enveloppe capsulaire qui le maintient en place. [1]

Différences. Dans le *chat*, la partie organique interposée aux surfaces est tellement mince qu'elle semble

---

[1] J'ai souvent rencontré de petits noyaux osseux sur le contour extérieur de ce fibro-cartilage.

n'être constituée que par les feuillets d'adossement des deux capsules synoviales.

Moyens d'union; ligament capsulaire. On peut, je pense, donner ce nom à l'expansion fibreuse qui circonscrit en tous sens l'articulation temporo-maxillaire, en s'attachant de part et d'autre sur le contour des plans de rapport. Cette capsule est constituée : en dehors par un large faisceau de fibres blanches obliques en bas et en arrière, sorte de ligament latéral qui enveloppe tout le côté externe de l'articulation ; en arrière et en dedans, par deux expansions de fibres jaunes élastiques entre lesquelles passe la veine temporale. Adhérent par sa face interne aux capsules synoviales et au contour du fibro-cartilage inter-articulaire qu'il maintient en place, ce ligament répond : en avant, aux muscles zygomato et sphéno-maxillaire ; en arrière, à la parotide, ainsi qu'à l'artère, à la veine et au nerf auriculaires antérieurs ; en dedans, au sphéno-maxillaire, et en dehors à la peau, de laquelle on le trouve quelquefois isolé par une petite bourse muqueuse.

C'est en raison de la position superficielle de ce ligament, que l'on doit considérer comme graves les blessures qui ont leur siège sur le côté externe de l'articulation temporo-maxillaire.

Moyens de glissement. Les membranes synoviales, au nombre de deux, l'une supérieure, l'autre inférieure, sont séparées par le fibro-cartilage inter-articulaire.

La *synoviale supérieure* ou *glénoidale* tapisse en haut la cavité qui sépare la bordure articulaire antérieure de l'apophyse dite sus-condylienne, et en bas la face supérieure du ménisque.

L'inférieure ou *condylienne*, un peu moins étendue que la supérieure, revêt la face inférieure du fibro-cartilage inter-articulaire, et le condyle du maxillaire, si l'on veut admettre toutefois que les synoviales se prolongent sur les surfaces diarthrodiales.

Quoi qu'il en soit, ces deux membranes entre lesquelles je n'ai jamais rencontré de communication dans les herbivores, correspondent extérieurement à la capsule fibreuse articulaire.

MÉCANISME DES ARTICULATIONS TEMPORO-MAXILLAIRES.

L'étendue des surfaces, celle de leur contact habituel, leur emboitement, leur mode de connexion et d'affermissement, telles sont, avec l'opposition que se font mutuellement ces deux articulations qui sont solidaires l'une de l'autre, les conditions essentielles de leur grande solidité.

Mouvements. En raison de la forme et de la disproportion que présentent les surfaces articulaires dans les animaux herbivores, la mâchoire inférieure peut s'abaisser, s'élever, se porter de côté, et exécuter un double glissement horizontal.

Abaissement. Dans ce mouvement, qui a pour objet l'écartement des mâchoires avec ou sans ouverture de la bouche, les condyles du maxillaire roulent d'arrière en avant sur les surfaces articulaires temporales, dont ils viennent occuper la bordure antérieure ; les faisceaux postérieurs du ligament capsulaire sont relâchés, tandis que les antérieurs, et surtout l'externe, qui sont distendus, arrêtent le mouvement.

C'est dans l'action de *bâiller* que l'abaissement est porté à son maximum d'étendue.

Élévation. C'est à ce mouvement auquel l'abaissement

ne fait , pour ainsi dire , que disposer, que se rappor-
tent l'écrasement des substances alimentaires ou leur
broiement. Les condyles du maxillaire viennent , en parcourant un trajet inverse du précédent , se placer dans
leur cavité glénoïde ; le faisceau latéral externe de la
capsule fibreuse est relâché , les autres faisceaux reprennent leur état moyen de tension.

Mouvements de latéralité ou de iduction. Dans ces
mouvements, qui peuvent avoir lieu de gauche à droite
ou de droite à gauche , le maxillaire pivote alternativement sur l'un et l'autre de ses condyles. Celle de ces
éminences sur laquelle le pivotement s'effectue recule
et vient se loger dans sa cavité glénoïde , tandis que
l'autre se déplace d'une même quantité en sens inverse,
et vient appuyer sur le condyle temporal contre lequel
le faisceau latéral externe du ligament capsulaire la re-
tient fortement.

C'est de la combinaison des mouvements de diduction avec l'élévation que résulte la mastication.

Glissement horizontal. Il peut avoir lieu d'arrière en
avant, et d'avant en arrière.

Dans le glissement d'arrière en avant dont l'objet est
de placer l'arcade incisive inférieure au niveau de la supérieure , les condyles du maxillaire abandonnent ensemble leurs cavités glénoïdes , et viennent se placer
sous le condyle du temporal , en entraînant le fibro-
cartilage d'interposition. Ce mouvement est accompagné
d'une tension générale du ligament capsulaire.

Dans le glissement antéro-postérieur, auquel le premier ne fait pour ainsi dire que disposer , les condyles
redescendent avec les ménisques dans leur cavité de
réception, et y sont retenus par les apophyses sus-con-
dyliennes qui arrêtent le mouvement.

De la combinaison du glissement antéro-postérieur avec l'élévation **résulte** l'action de *pincer* , d'*inciser* et de *ronger*.

Différences. Dans les animaux *carnassiers* l'emboitement , beaucoup plus exact et plus profond des surfaces articulaires , tout en donnant plus de précision aux mouvements directs d'*abaissement* et d'*élévation* de la mâchoire inférieure en restreint aussi , dans´ des limites très étroites , la *diduction* et le *glissement horizontal;* tandis que dans le *porc* l'allongement antéro-postérieur des condyles du maxillaire est éminemment favorable à l'étendue de ce dernier mouvement , et rapproche cet animal de ceux désignés sous le nom de *rongeurs.*

ARTICULATIONS DU THORAX.

Elles comprennent : 1° les articulations des côtes avec les vertèbres (*vertébro-costales*) ; 2° celles des vraies côtes avec le sternum (*sterno-costales* ou *chondro-sternales*)[1] ; 3° les articulations des côtes avec leur cartilage (*chondro-costales*); 4° enfin , le mode d'union des cartilages costaux les uns avec les autres , et celui des côtes entre elles.

---

[1] Qu'il serait encore beaucoup plus philosophique d'appeler *sterno-chondrale,* conséquemment à ce principe fondamental sur lequel doit être réglée toute la nomenclature syndesmologique, à savoir : que la première des deux dénominations par lesquelles on doit désigner une articulation , soit toujours tirée du nom du rayon que l'on considère comme le plus essentiel ou le plus fondamental, si je puis m'exprimer ainsi, et qu'au contraire la seconde de ces dénominations rappelle constamment celui de l'autre rayon, qui, ordinairement plus mobile que le premier, ne semble aussi en être qu'un accessoire, un complément, ou si l'on veut un dérivé.

ARTICULATIONS VERTÉBRO-COSTALES.

Ces articulations sont au nombre de trente-six, dix-huit de chaque côté dans les *monodactyles*. Construites d'après le même type, elles offrent conséquemment des caractères qui leur sont communs ; les deux premières et les trois dernières seules présentent quelques particularités de structure qui les distinguent de toutes les autres.

CARACTÈRES GÉNÉRAUX ET COMMUNS DES ARTICULATIONS VERTÉBRO—COSTALES.

Chaque articulation vertébro-costale se compose de deux points mobiles distincts et séparés, mais tellement solidaires l'un de l'autre sous le double rapport de la structure et du mécanisme, que c'est moins avec l'intention d'en faire deux articulations indépendantes, que pour nous conformer à un usage généralement adopté, que nous décrirons isolément ces deux *fractions* d'une même jointure, l'une sous le nom d'articulation *inter-vertébro-costale*, et l'autre sous celui d'articulation *trans-verso-costale*.

En outre, chaque côte se trouve unie par son col à l'apophyse transverse de la seconde des deux vertèbres avec lesquelles elle s'articule au moyen d'un ligament, dont la position est telle, qu'il assujettit les deux articulations *vertébro-costales*, sans appartenir plus spécialement à l'une qu'à l'autre ; nous le nommerons *ligament inter-osseux transverso-costal*.

ARTICULATION INTER-VERTÉBRO-COSTALE.

Surfaces articulaires. La tête de chaque côte, composée de deux demi-facettes que sépare l'une de l'autre une petite rainure à insertion ligamenteuse, est reçue dans l'une des cavités anguleuses formées par le concours de deux vertèbres dorsales et par le fibro-cartilage qui tient ces deux os assemblés.

Une lame cartilagineuse dont la demi-transparence laisse apercevoir la couleur violacée du tissu spongieux de l'os, revêt l'une et l'autre de ces surfaces qui sont d'autant moins profondément emboîtées, qu'elles appartiennent à des articulations plus postérieures.

Moyens d'union et de glissement. Il existe pour chacune de ces articulations deux ligaments, l'un *inférieur*, l'autre *inter-osseux*, et deux *capsules synoviales.*

A. Le *ligament inférieur* ou *rayonné* est formé de trois faisceaux aplatis, qui, par leur réunion, composent une sorte de demi-capsule que recouvre la plèvre : nés des deux vertèbres avec lesquelles chaque côte s'articule, et du fibro-cartilage qui leur est interposé, ces trois faisceaux ligamenteux, dont l'antérieur est le plus épais et le médian le plus mince, se dirigent obliquement en arrière et en bas pour gagner la tête de la côte sur le contour de laquelle ils s'insèrent en se confondant.

B. Ligament inter-osseux ou *inter-articulaire* : très court, aplati et dirigé transversalement, ce ligament s'implante, d'une part dans la rainure qui sépare les deux facettes de l'éminence costale, et de l'autre sur le bord du disque inter-vertébral qu'il contourne de bas en haut et de dehors en dedans jusqu'au niveau de la ligne médiane, où on le voit se réunir au ligament de l'articulation du côté opposé : placé entre les deux lames de la cloison qui résulte de l'adossement des synoviales, ce faisceau ligamenteux se trouve donc complètement enveloppé par ces membranes.

5

Les *synoviales*, au nombre de deux, sont placées l'une au devant de l'autre, et adossées sur la ligne du *ligament inter·osseux*, auquel elles adhèrent intimement; chacune de ces petites capsules dans lesquelles on ne rencontre que très peu de synovie, tapisse en outre la partie du *ligament rayonné* qui lui correspond.

ARTICULATIONS TRANSVERSO-COSTALES.

CARACTÈRES GÉNÉRAUX.

Chacune de ces articulations, ou plutôt de ces fractions de la grande jointure *vertébro-costale*, comprend deux *surfaces* de rapport, un *ligament* que nous appellerons *transverso-costal*, et une *capsule synoviale*.

Surfaces articulaires. Elles se composent de deux facettes planes ou légèrement ondulées, dont l'une appartient à la tubérosité de la côte, et l'autre à l'apophyse transverse de la seconde des deux vertèbres avec lesquelles chaque côte s'articule.

Le *ligament transverso·costal* est un large faisceau de fibres blanches parallèles qui recouvre tout le côté externe et la face postérieure de l'articulation, en s'implantant sur le contour des surfaces qu'il tient étroitement appliquées l'une contre l'autre. Ce ligament est en rapport par sa face externe avec le muscle transverso-costal, et par sa face interne avec la *synoviale*, à laquelle il adhère intimement.

MOYEN D'UNION INTERMÉDIAIRE AUX DEUX FRACTIONS DE L'ARTICULATION COSTO-VERTÉBRALE,

ou *Ligament inter-osseux transverso-costal*.

Tendu obliquement de haut en bas et de dedans en

dehors, entre la base de l'apophyse transverse et le col
de la côte qu'il couvre de ses irradiations, ce faisceau
ligamenteux doit être considéré comme un puissant
auxiliaire des deux autres ligaments *costo-vertébraux*;
car comme ces derniers, il s'oppose énergiquement à ce
que la côte s'écarte des deux vertèbres avec lesquelles
elle s'articule.

CARACTÈRES PROPRES A QUELQUES UNES DES ARTICULATIONS VERTÉBRO-COSTALES.

Bien qu'en réalité il n'y ait pas deux articulations *ver-tébro-costales* du même côté qui soient exactement semblables en tous points, que conséquemment la descrip-
tion de l'une ne puisse rigoureusement s'appliquer à
celle qui la précède ou qui la suit, nous n'entrepren-
drons cependant point de faire l'histoire de chacune
d'elles en particulier ; mais nous mentionnerons seulement quelques particularités qui différencient les deux
premières, et les trois dernières articulations vertébro-
costales de toutes les autres.

A. Les deux premières articulations *inter-vertébro-costales* diffèrent de toutes les autres par ces deux circonstances : 1° qu'une synoviale unique en facilite le
jeu ; 2° que le ligament *inter-osseux* y manque complètement.

Je ferai observer en outre à l'égard de la première de ces
deux articulations, que bien qu'elle semble au premier
abord devoir gêner les mouvements si étendus et si variés de la région cervicale, par le seul fait de l'enclavement de la première côte entre la dernière vertèbre
cervicale et la première dorsale, cette articulation est

cependant constituée de telle façon que ces divers mouvements n'éprouvent aucune gêne de la part de la côte ; et cela résulte, tant de l'absence du ligament inter-osseux que de la forme de l'éminence costale, qui, disposée en coin et libre au fond de sa cavité de réception, en est ainsi facilement exprimée dans les mouvements d'inclinaison latérale et de circumduction de l'encolure.

B. Dans les trois dernières articulations vertébro-costales, il s'établit une fusion telle, d'une part entre la facette postérieure de la tête et celle de la tubérosité costale, d'autre part entre la facette postérieure de l'angle rentrant inter-vertébral, et celle qui est taillée sur l'apophyse transverse de la seconde des deux vertèbres avec lesquelles la côte s'articule, que chacune de ces articulations ne se trouve plus être en aucune façon fractionnée ou double, qu'on n'y rencontre plus que deux synoviales ou même qu'une seule au lieu de trois, qu'enfin le ligament *inter-osseux transverso-costal* se trouve reporté sous forme d'un large ruban à la surface de celle de ces deux capsules qui correspond à la place que ce ligament occupe dans toutes les autres articulations vertébro-costales.

Différences. Dans les *tétradactyles* irréguliers, chacune des huit premières et des trois dernières articulations *inter-vertébro-costales* ne présente qu'une seule capsule synoviale, tandis que la dixième et la onzième en offrent presque toujours deux, dont la disposition est absolument la même que dans les *solipèdes* et les *didactyles.*

Dans le *porc,* chacune des cinq dernières côtes manquant ordinairement de tubérosité, ne s'articule conséquemment point avec l'apophyse transverse de la seconde des deux vertèbres dorsales auxquelles elle correspond par sa tête.

ARTICULATIONS STERNO-COSTALES OU STERNO-CHONDRALES

(*condylarthroses*).

CARACTÈRES GÉNÉRAUX.

Ces articulations, au nombre de seize dans les *mono-dactyles*, huit de chaque côté, ont tant de ressemblance entre elles, que la description de l'une peut rigoureusement s'appliquer à presque toutes les autres.

Ainsi donc, chacune de ces articulations, si l'on en excepte toutefois la première, qui se distingue des autres par quelques caractères particuliers, comprend deux surfaces de rapport, deux ligaments et une capsule synoviale.

Surfaces articulaires. Chacun des cartilages de prolongement des vraies côtes, qui sont le plus ordinairement au nombre de huit dans le cheval, et non pas de neuf comme on l'admet généralement, se termine inférieurement par un condyle oblong verticalement, qui est reçu dans l'une des huit cavités glénoïdales que présente le sternum sur l'un et l'autre de ses côtés.

Moyens d'union. Ils se composent de deux ligaments aplatis et radiés, l'un *supérieur*, l'autre *inférieur*, dont les faisceaux, entremêlés de petits pelotons adipeux, se rejoignent de manière à envelopper de toutes parts l'articulation.

A. Le ligament *sterno-costal supérieur*, le plus fort des deux, est recouvert par les muscles sterno-costaux et l'artère thoracique interne; il se porte obliquement en avant et en dedans de la face interne du cartilage costal, sur la face supérieure du sternum, où on le voit se réunir à un cordon fibreux, sorte de *ligament sus-sternal*, qui rappelle assez bien, sinon par sa position, au moins par sa texture et ses usages, le ligament vertébral commun inférieur.

B. Le ligament *sterno-costal inférieur*, situé à l'opposé du précédent, est aplati d'un côté à l'autre, dérobé par les muscles pectoraux, et confondu à ses extrémités avec la membrane fibreuse qui enveloppe les deux parties auxquelles il sert de moyen d'union.

Synoviale. Cette membrane, dans la cavité de laquelle on ne rencontre ordinairement qu'une petite quantité de synovie, se trouve puissamment affermie par les deux ligaments qui la couvrent de leurs irradiations.

Différences. Dans tous les animaux domestiques, ces articulations, dont le nombre varie nécessairement comme celui des vraies côtes, présentent à très peu de chose près les mêmes caractères que dans les solipèdes et les ruminants; seulement dans les *carnassiers*, attendu l'étroitesse du sternum, la dernière des articulations sterno-costales se trouve tout à fait adossée sur la ligne médiane avec celle du côté opposé.

CARACTÈRES PROPRES A L'ARTICULATION STERNALE DES DEUX PREMIÈRES CÔTES, DROITE ET GAUCHE.

Les cavités de réception des deux premières côtes, creusées sur le bord supérieur de la pièce cartilagineuse qui termine antérieurement le sternum, ont leur ouverture tournée en haut, et ne sont séparées l'une de l'autre que par une saillie à vive arête qui résulte de leur adossement. Un semblable rapprochement se fait aussi observer entre les deux premiers cartilages costaux, qui souvent même se correspondent par une facette diarthrodiale.

Ainsi réunies, les deux premières articulations sterno-
costales ne présentent : 1° qu'une capsule synoviale, qui
devient en outre commune à la diarthrose planiforme inter-costale lorsqu'elle existe ; 2° qu'un seul appareil ligamenteux qui leur est également commun ; puisque les deux
ligaments sterno-costaux supérieurs , au lieu d'être distincts et séparés l'un de l'autre comme ils le sont dans
toutes les autres articulations sterno-costales , forment
en se réunissant sur la ligne médiane un vaste appareil
d'union inter-costale auquel viennent s'insérer deux gros
cordons fibreux , dont l'un procède de l'extrémité antérieure du sternum , et l'autre de la face supérieure du
même os.

Chaque première côte se trouve encore attachée au
sternum par une multitude de petits faisceaux de fibres
blanches, dont l'un , par sa position et sa forme , rappelle tout à fait le ligament *inférieur* des autres articulations sterno-costales.

Différences. Dans le bœuf la première pièce du sternum sur laquelle s'appuient les deux premières côtes
gauche et droite , forme , avec la seconde des pièces qui
composent cet os, une diarthrose de contiguïté dans laquelle deux *surfaces* oblongues verticalement, l'une
condyloïde, l'autre *glénoïdale*, sont maintenues en rapport par deux principaux faisceaux ligamenteux impairs,
l'un *supérieur*, l'autre *inférieur*, et favorisées dans leur
jeu de charnière par une synoviale, qui est en outre
commune à l'articulation des deux secondes côtes.

ARTICULATIONS COSTO-CHONDRALES.

CARACTÈRES GÉNÉRAUX.

Pour former ces espèces de symphyses, dont la mobilité est des plus obscure, chaque côte présente à son extrémité inférieure une excavation à surface rugueuse, dans laquelle est reçue et comme implantée l'extrémité supérieure de son cartilage de prolongement : point de ligaments proprement dits, une multitude de trousseaux de fibres blanches qui se confondent d'un côté avec le périoste, et de l'autre avec le périchondre, maintiennent l'union des parties déjà étroitement accolées l'une à l'autre, conjointement avec les deux membranes fibreuses précitées.

L'enclavement des surfaces de rapport, leur pénétration mutuelle et l'ossification très précoce des cartilages costaux, telles sont, au moins dans le cheval, les deux principales circonstances auxquelles doit être rapportée la grande difficulté que l'on éprouve toujours, même dans l'animal adulte, à séparer avec l'instrument tranchant la côte de son cartilage de prolongement.

Différences. Dans les animaux de l'espèce *bovine*, chacune des huit côtes sternales forme avec son cartilage de prolongement une diarthrose ginglymoïdale à emboîtement simple, qui est pourvue d'un petit appareil ligamenteux périphérique, et d'une capsule synoviale.

Un tel mode d'articulation, en rendant plus facile le redressement de la côte sur son cartilage, favorise bien évidemment la dilatation de la poitrine dans le sens vertical, gênée qu'elle est d'avant en arrière dans ces animaux, par les énormes et lourds viscères qui pèsent constamment sur la face postérieure du diaphragme.

UNION DES CARTILAGES COSTAUX ENTRE EUX.

Symphyses musculaires et ligamenteuses (*syssarcoses* et *synévroses* des anciens).

Les cartilages costaux d'un même côté sont unis entre eux au moyen des petits plans aponévrotiques et musculaires qui leur sont interposés ; mais ceux des côtes asternales sont en outre liés l'un à l'autre par un petit *ligament* jaune élastique qui se porte obliquement en bas et en avant de l'extrémité inférieure de chacun de ces prolongements, au bord postérieur de celui qui le précède. Le premier cartilage asternal qui, étroitement uni, dans presque toute son étendue, avec celui de la dernière sternale au moyen du périchondre, se trouve encore attaché au prolongement abdominal du sternum par un faisceau ligamenteux, comparable en tout au ligament *costo* ou *chondro xiphoïdien* de l'homme, est le seul qui soit dépourvu de ce petit lien élastique.

Dans les diverses espèces d'animaux *tétradactyles*, le ligament *costo-xiphoïdien* est formé de plusieurs petits faisceaux aplatis, qui, du cartilage de prolongement de chacune des deux dernières côtes sternales, vont en convergeant s'insérer sur la face inférieure de la dernière pièce osseuse du sternum, où ils s'entrecroisent avec ceux du ligament opposé.

UNION DES CÔTES ENTRE ELLES.

Les côtes, de même que leur cartilage, sont unies l'une à l'autre non seulement par les parties musculaires et aponévrotiques qui comblent leurs intervalles, mais

encore par une expansion fibreuse jaune élastique, tendue de l'une à l'autre entre la plèvre et le muscle inter-
costal interne.

Indépendamment de ce *ligament*, ou plutôt de cette
série de *ligaments inter-costaux* que l'on rencontre, mais
à différents degrés de développement dans tous les animaux domestiques, il existe dans les *tétradactyles*, au
milieu de la plupart des espaces inter-costaux et immédiatement sous la plèvre, des traînées de fibres blanches
qui affectent toutes la direction curviligne des côtes.

MÉCANISME DU THORAX.

C'est par des conditions de solidité que le thorax remplit, à l'égard des organes importants qu'il contient,
l'office d'enveloppe protectrice.

C'est en outre par sa mobilité qu'il coopère à l'accom-
plissement de quelques uns des actes tout physiques dont
se compose la respiration.

Son mécanisme doit donc être étudié sous ce double
point de vue. Or, les dispositions anatomiques qui nous
paraissent le plus spécialement en rapport avec le premier de ces usages sont :

1° Le grand nombre d'os dont se compose cette espèce de cage, et surtout la multiplicité de ceux qui,
comme autant de cintres ou d'arcs-boutants, appuyés d'un
côté sur le rachis, de l'autre sur le sternum, opposent
simultanément leur force de résistance à l'action de toute
violence qui tendrait à affaisser le thorax dans le sens
vertical ;

2° Cette nombreuse série d'articulations, dans le jeu
desquelles tout mouvement résultant d'une pression ou

d'un choc, doit nécessairement se décomposer et se
perdre, au moins en partie ;

3° L'élasticité des côtes et de leurs cartilages, tendant
évidemment au même résultat, c'est à dire à l'amortis-
sement de toute violence exercée sur les côtés du thorax ;

4° Enfin la courbure de ces mêmes os, qui permet
à chacune des parois latérales du thorax de résister à la
manière d'une voûte dont le sternum d'un côté, et le
rachis de l'autre, représenteraient les deux culées.

MÉCANISME DU THORAX,

Considéré sous le rapport de la mobilité.

Le thorax jouit de deux mouvements alternatifs et
opposés, dont l'un a pour résultat la *dilatation* de cette
cavité, et l'autre son *resserrement*. Dans le premier de
ces mouvements qui répond à l'*inspiration*, les côtes
toutes ensemble roulant d'avant en arrière sur leurs
articulations vertébrales, s'élèvent et se projettent en
dehors par leur extrémité inférieure ; or, par le seul fait
du redressement de ces arcs osseux sur l'axe vertébral
qui leur sert d'appui, leur élévation et leur projection en
dehors doivent avoir nécessairement pour effet l'agran-
dissement du thorax, de haut en bas et d'un côté à l'autre.

Dans le *resserrement* du thorax, le mécanisme est inverse, c'est à dire que les côtes glissant simultanément
d'arrière en avant, s'abaissent ou plutôt sont ramenées
dans leur position primitive, tant par l'élasticité de leurs
cartilages et du ligament jaune qui les unit entre elles,
que par l'action des nombreux muscles désignés sous le
nom générique d'*expirateurs*. Bien que toutes les côtes
jouissent des mêmes mouvements, le thorax ne présente

cependant pas une égale mobilité dans toute son étendue; ainsi, tandis que la partie antérieure et moyenne
de cette cavité, qui répond aux ceintures scapulaires,
ou, si on aime mieux, aux côtes les moins courbées et les
plus fixes, ne jouit que d'un mouvement obscur; sa
partie postérieure, qui correspond à la base du poumon,
présente au contraire une grande mobilité.

Le peu de fixité des côtes, et comme conséquence leur
mobilité, sont tellement favorables à l'atténuation de
violences de toute espèce exercées sur elles dans un sens
ou dans l'autre, que ceux de ces os qui sont le plus fixes
sont aussi ceux qui sont le plus sujets aux fractures,
même quand ils se trouvent abrités sous d'épaisses et résis-
tantes parties.

ARTICULATIONS DES MEMBRES.

ARTICULATIONS DU MEMBRE ANTÉRIEUR.

Elles comprennent : 1° l'articulation de l'épaule avec
le bras (scapulo-humérale); 2° celle du bras avec l'avant-
bras (huméro-radiale ou cubitale); 3° celle des deux os
de l'avant-bras entre eux (radio-cubitale); 5° l'articulation de l'avant-bras avec le carpe (radio-carpienne);
5° celles des os du carpe entre eux (inter-carpiennes);
6° celle du carpe avec le métacarpe (carpo-métacarpienne);
7° celle des os du métacarpe entre eux (inter-métacarpienne); 8° l'articulation du métacarpe avec la première
phalange (métacarpo-phalangienne) ; 9° enfin, celle des
phalanges entre elles, ou les articulations inter-phalangiennes.

ARTICULATION SCAPULO-HUMÉRALE

(*Arthrodie*).

Cette articulation, pour la formation de laquelle le scapulum oppose sa cavité glénoïde à la tête de l'humérus, est construite sur le même type que celle de la hanche à laquelle elle correspond ; aussi, un grand nombre d'anatomistes regardent-ils ces deux jointures comme appartenant à un seul et même genre, l'*énarthrose ;* mais dans les animaux quadrupèdes dont les membres antérieurs ont une tout autre destination que chez l'homme, et plus spécialement encore dans le cheval qui nous sert de type de comparaison, ces deux articulations présentent, à côté de leurs nombreuses analogies, de si grandes différences , que nous avons jugé convenable de rapporter chacune d'elles à un genre distinct.

Surfaces articulaires. La cavité glénoïde, ouverte en bas, a la forme d'un ovale dont le petit diamètre serait dirigé transversalement; elle présente sur son contour extérieur, et en regard du prolongement de l'apophyse coracoïde qui la surmonte, une échancrure que convertit en trou une bride ligamenteuse, vestige du bourrelet épais qui, dans l'homme, matelasse le bord de cette cavité articulaire. Le cartilage qui la revêt, plus épais à sa circonférence qu'à son centre[1], se trouve assez souvent interrompu par une fossette synoviale, que j'ai même vue sur un grand nombre de sujets se prolonger jusque

[1] Dans certains sujets, le cartilage diarthrodial est tellement mince en ce point qu'on aperçoit au travers la couleur rouge du tissu spongieux de l'os.

dans le milieu de cette cavité, à partir de son échancrure, qu'elle semblait ainsi continuer [1].

L'étendue de la cavité glénoïde, comparée à celle que présente la tête de l'humérus, est un peu plus de la moitié en largeur, et un peu moins du tiers en hauteur ; quant à sa courbe, elle appartient à une circonférence d'un cinquième environ moins grande que celle de laquelle ressort la courbe que décrit la tête de l'humérus ; l'étendue des mouvements est la conséquence nécessaire de la première de ces dispositions, comme leur rapidité est la conséquence de la seconde.

La tête de l'humérus, dont les dimensions sont telles qu'elle déborde en tous sens sa cavité de réception, représente un segment de sphéroïde dont l'axe, dirigé obliquement en arrière et en haut, forme avec celui de l'os un angle obtus. Le cartilage qui revêt cette éminence, plus épais à son centre qu'à sa circonférence [2], se trouve, dans beaucoup de sujets, interrompu par une fossette synoviale qui correspond à l'échancrure glénoïdienne, en regard de laquelle elle est placée.

Moyen d'union. A une capsule fibreuse orbiculaire, qui compose le seul moyen d'union direct des deux rayons articulaires, s'adjoignent, comme auxiliaires puissants, des muscles et des tendons qui semblent faire fonction de ligaments actifs.

Ligament capsulaire. Il représente un sac conique à deux ouvertures, attaché supérieurement au bord de la

---

[1] Ces deux parties ainsi réunies rappelaient assez bien l'échancrure et l'arrière-fond de la cavité cotyloïde du coxal.

[2] La disposition inverse, quand elle existe, s'accompagne toujours d'un surbaissement de la courbe articulaire, qui ne m'a jamais paru influer en rien sur la régularité des mouvements.

cavité glénoïde, ainsi qu'au ligament qui transforme son échancrure en trou, et inférieurement à quelques lignes du contour de la tête de l'humérus. Cette capsule ligamenteuse, dont l'étendue, la laxité et l'élasticité sont telles, qu'elle peut facilement permettre un écartement d'un pouce au moins entre les surfaces articulaires [1], est formée postérieurement de fibres jaunâtres élastiques, et antérieurement de fibres blanches réunies en faisceaux dirigés en différents sens, que séparent de petites fentes vasculaires. Deux de ces faisceaux, implantés en commun sur la base de l'apophyse coracoïde, se dirigent obliquement en arrière et en bas pour se réunir aux fibres jaunâtres postérieures, ou gagner l'une des deux éminences non articulaires de l'extrémité supérieure de l'humérus. Ces deux faisceaux de renforcement, qui rappellent un peu le *ligament coracoïdien* de l'homme, me paraissent avoir pour usage d'imposer des limites à la plupart des mouvements, et de faire obstacle à la tête de l'humérus, qui tend continuellement à fuir sur la cavité glénoïde et à sortir de ses rapports en avant.

La capsule fibreuse scapulo-humérale est en rapport antérieurement avec les deux branches d'insertion de l'*antépineux*, auxquelles elle adhère assez intimement, et entre ces deux branches musculaires, avec un gros paquet de graisse qui la sépare du tendon d'origine du *coraco-radial*, que quelques anatomistes transcendants considèrent comme l'analogue du ligament interne de l'articulation

---

[1] Un semblable écartement me paraît tout à fait impossible pendant la vie; puisque, dans le cadavre, et bien que le ligament capsulaire ait été complètement dépouillé des parties qui l'entourent, ce phénomène ne peut, en aucune façon, se produire, si l'on n'a pas préalablement fait pénétrer de l'air dans la cavité de la membrane synoviale.

coxo-fémorale; postérieurement celte capsule fibreuse répond au gros *extenseur* de l'avant-bras, à une branche des nerfs *sous-scapulaires*, et au muscle *scapulo-huméral* grêle qui semble destiné à en opérer le soulèvement dans le moment de la flexion, conjointement avec quelques faisceaux du *fléchisseur oblique* auquel elle donne attache. Enfin, du côté externe ce ligament est en rapport avec le court *abducteur* du bras, et du côté opposé avec le tendon d'insertion du *sous-scapulaire* sur lequel glisse obliquement celui du *coraco-huméral*. *homo brachial*

Synoviale. Cette membrane, remarquable par sa grande étendue, tapisse le ligament capsulaire ainsi que les marges articulaires, et se prolonge dans l'échancrure de la cavité glénoïde, en formant un petit cul de sac dans lequel reflue la synovie.

Différences. Dans les *tétradactyles*, le pourtour de la cavité glénoïde se trouve matelassé par un petit bourrelet fibreux qui, moins l'épaisseur, rappelle assez bien le *ligament glénoïdien* de l'homme.

La membrane synoviale se prolonge en avant et en bas pour tapisser le tendon du *coraco-radial*, ainsi que la coulisse de l'humérus qui est affectée au glissement de ce tendon.

MÉCANISME DE L'ARTICULATION SCAPULO-HUMÉRALE.

Cette articulation, dans laquelle les plans de rapport semblent spécialement configurés et agencés pour permettre des mouvements tout à la fois étendus et rapides, nous offre comme principales conditions de la grande solidité dont elle jouit :

1° La largeur des surfaces par lesquelles s'établissent les rapports des deux rayons osseux qui la composent ;

2° La multiplicité, la force et l'état de tension habituel des diverses parties musculaires et tendineuses placées en opposition sur toutes ses faces ;

3° Enfin le mode d'union du scapulum au tronc, à
l'aide de parties molles qui, en raison de la souplesse et
de l'élasticité dont elles sont douées, doivent être considérées comme autant de moyens d'atténuation et d'a-
mortissement de toute commotion dirigée soit sur ce
rayon osseux, soit sur l'articulation qu'il concourt à
former.

MOUVEMENTS DE L'ARTICULATION SCAPULO-HUMÉRALE. 6

Ils ont lieu en tous sens et commandent ceux du membre en entier ; car, bien qu'en réalité le scapulum ne
soit que le point d'appui de l'humérus, il participe cependant à la plupart des mouvements de ce dernier
rayon ; mais, attendu la brièveté du bras dans les animaux quadrupèdes, et l'union de cette région tout entière
avec le tronc, les divers mouvements de *flexion*, d'*extension*, d'*abduction*, d'*adduction*, de *circumduction* et de
rotation, que permet l'articulation scapulo-humérale,
sont loin d'avoir la même étendue que dans l'homme
chez lequel le bras se trouve différemment disposé.

Flexion. Tandis que le scapulum s'élève en décrivant
un demi-cercle de bas en haut et d'arrière en avant sur
ses attaches supérieures comme sur un point de centre,
l'humérus roule d'arrière en avant et de dedans en dehors
sur sa cavité de réception, contre laquelle sa tête se trouve
maintenue et fortement appliquée par les faisceaux antérieurs du ligament capsulaire, et plus particulièrement
encore par le tendon du coraco-radial sur lequel l'humérus tout entier bascule d'avant en arrière par un mou-

vement de charnière dans le sens vertical. La capsule fibreuse, relâchée et soulevée dans sa moitié postérieure par les muscles *huméro-cubital* et *scapulo-huméral* grêle, se trouve fortement distendue dans sa moitié opposée.

Extension. Le scapulum et l'humérus, parcourant un trajet inverse du précédent, se redressent l'un sur l'autre, et reprennent leur position habituelle de demi flexion, qu'ils ne peuvent outrepasser que difficilement, car la résistance simultanée des muscles olécraniens et du ligament capsulaire, arrête aussitôt le mouvement qui, quelque étendu qu'on le suppose d'ailleurs, ne peut jamais l'être assez pour permettre aux deux rayons de venir s'opposer dans une direction rectiligne.

La capsule fibreuse articulaire, tendue dans sa moitié postérieure, est relachée et soulevée dans sa moitié opposée par le muscle *antépineux.*

Abduction. Le scapulum, maintenu fixe par la contraction des muscles qui l'attachent au tronc, reste à peu près immobile; la tête de l'humérus pivote de dehors en dedans sur sa cavité de réception, pendant que l'extrémité inférieure du même rayon décrit, mais dans des limites très restreintes, un arc de cercle en sens opposé; et le mouvement d'abduction, dont le peu d'étendue coïncide si bien avec la destination des membres à l'attitude quadrupède, se trouve presque aussitôt arrêté tant par la rencontre du trochiter avec le côté externe de la cavité glénoïde, que par les muscles *sous-scapulaire* et *post-épineux*, qui, comme deux ligaments actifs placés en opposition l'un de l'autre, maintiennent l'application des surfaces et en empêchent tout déplacement anormal. Mais dans ce moment, un faux appui, une glissade, une pression brusque, un choc violent sur le côté externe de l'articulation, en imprimant à l'hu-

mérus un mouvement qui tend à le faire basculer davantage de dedans en dehors, peut avoir pour résultat
le tiraillement et même la déchirure de quelques-uns des
faisceaux du muscle *sous-scapulaire*, ainsi que je l'ai plusieurs fois observé et constaté. Ces déchirures musculaires sont probablement même plus fréquentes qu'on ne
le pense généralement, car dans le cadavre il suffit quelquefois d'une légère exagération dans le mouvement
d'abduction pour les produire.

Adduction. Ce mouvement, auquel le scapulum reste
tout aussi étranger qu'à celui d'abduction, s'exécute par
un mécanisme inverse. Généralement circonscrite dans
d'étroites limites, et arrêtée presque aussitôt qu'elle
commence, l'adduction peut cependant être portée au
point de permettre le croisement des deux membres antérieurs, si elle vient à se combiner avec l'*élévation* et
la *prépulsion* de l'épaule. Puissamment maintenues dans
leurs rapports, tant par les muscles que par le ligament
capsulaire, les surfaces articulaires, ne peuvent, du
reste dans ce mouvement, éprouver aucune espèce de
déplacement anormal.

Dans la *circumduction*, qui n'est que la transition par
secousses d'un des mouvements précédemment décrits à
celui qui lui est diamétralement opposé, le membre tout
entier, à partir du bras inclusivement, décrit un cône
oblique en arrière et à base très étroite dont le sommet
répond au centre même de l'articulation. L'étendue de
la circumduction étant tout aussi rigoureusement proportionnelle à celle des mouvements précédemment décrits et dont elle n'est qu'un dérivé, que l'étendue de
ceux-ci l'est à la longueur et à l'isolement du bras, on
conçoit dès-lors combien ce mouvement doit être restreint
dans les animaux quadrupèdes, dont le bras est non

seulement très court, mais encore uni dans toute sa longueur avec le tronc.

Rotation. Dans ce mouvement, le scapulum est maintenu fixe par les muscles qui l'attachent au tronc, tandis
que l'humérus exécute sur l'axe de sa tête un pivotement en dedans ou en dehors, qu'arrêtent presque aussitôt les deux faisceaux de renforcement du ligament
capsulaire qui s'enroulent sur cette éminence articulaire,
et se font mutuellement obstacle.

La luxation de l'articulation scapulo-humérale est
possible ; mais attendu 1° la disproportion dans l'étendue
des surfaces conjointes ; 2° la longueur et le surbaissement de la courbe que décrit la tête de l'humérus ; 3° les
bornes étroites imposées aux mouvements par le mode
d'union des deux rayons osseux avec le tronc ; 4° la nature des fonctions dévolues au membre antérieur comme
colonne de soutien et d'appui ; 5° enfin, la nécessité absolue d'une rupture complète des divers moyens d'union
et d'assujétissement, je considère cette luxation comme
excessivement difficile, et partant comme très rare dans
les grands quadrupèdes domestiques, et je pense même
qu'un engorgement inflammatoire considérable de l'angle
scapulo-huméral, accompagné de déformation, d'une
grande gêne dans les mouvements et d'une inter-version
marquée dans les aplombs, a pu fort souvent en imposer
assez pour faire croire à l'existence d'un semblable accident.

La transformation éburnée totale ou partielle des
surfaces articulaires, sont des altérations que j'ai quelquefois rencontrées à l'autopsie de chevaux qui avaient
été affectés de boiterie continue sans cause apparente ;
d'autres boiteries du même genre m'ont paru, au contraire, devoir être attribuées au développement de tu-

meurs osseuses stalactiformes sur le contour des surfaces articulaires, à l'insertion de leurs moyens d'union
et d'assujétissement.

Une seule fois aussi, à l'autopsie d'un cheval qui avait
boité *tout bas* pendant longtemps, et d'une manière continue, j'ai trouvé la tête de l'humérus creusée d'un large
sillon antéro-postérieur, dans lequel était reçu tout le
côté externe de la cavité glénoïde.

Bien que dans le *bœuf* l'articulation *scapulo-humérale*
présente absolument la même structure que dans le cheval, il s'en faut de beaucoup cependant que les affections
signalées plus haut, et en particulier celles connues
sous les noms d'*écarts*, *d'entorses*, y soient aussi communes que dans ce dernier animal : ce qui me semble
devoir être attribué, d'une part, à ce que les moyens
éminemment propres à l'atténuation des efforts de toute
espèce, telles que l'obliquité réciproque du scapulum et
de l'humérus, et la laxité des liens qui unissent ces deux
rayons osseux, tant entre eux qu'avec le tronc, sont plus
favorablement disposés dans le bœuf que dans le cheval;
et d'autre part aussi, à ce que les efforts, quels qu'ils
soient, dirigés sur l'articulation scapulo-humérale ou
sur un des os qui concourt à la former, sont moins
intenses dans le premier de ces animaux, attendu
les services beaucoup moins pénibles auxquels il est
habituellement soumis, la lenteur de son allure, et
la division de son pied, de laquelle résulte un appui
d'autant mieux assuré que l'ongle se trouve ordinairement dépourvu de toute garniture métallique propre à
en prévenir l'usure : ainsi donc, puisque d'un côté les
efforts qui se concentrent sur l'articulation scapulo-humérale sont toujours moins violents dans le bœuf, et que
d'un autre côté les dispositions favorables à leur amor-

tissement sont plus développées que dans le cheval, il est évident qu'à intensité égale les commotions de toute espèce y seront nécessairement plus faibles ou moins ressenties que dans ce dernier animal.

ARTICULATION HUMÉRO-RADIALE[1].

Encore nommée articulation du coude.

Cette articulation, dans laquelle l'extrémité inférieure de l'humérus répond à la fois aux deux pièces osseuses de l'avant bras (le radius et le cubitus) est un des exemples les plus parfaits de ginglyme angulaire ou charnière.

Les surfaces articulaires, au nombre de deux, l'une *humérale*, l'autre *anti-brachiale* (ou *radio-cubitale*), sont surtout remarquables par leur grande étendue et l'obliquité de leur engrènement.

Surface articulaire humérale. Elle représente assez bien un segment de cône à sommet tronqué, sur lequel auraient été sculptés obliquement, de haut en bas et de dedans en dehors : (*a*) une trochlée d'une courbe à rayon très court située du côté externe ; (*b*) à l'opposé, un condyle d'une courbe beaucoup moins brève qui semble spécialement destiné à l'appui du bras sur l'avant-bras ; (*c*) enfin, dans le point d'adossement de ces deux parties, une seconde trochlée, oblique comme la première, mais d'une

---

[1] Si nous dérogeons à l'usage adopté à l'égard de la dénomination par laquelle on désigne généralement l'articulation du coude ; c'est que conformément au principe déjà posé, nous considérons le radius comme le plus fondamental des deux os de l'avant-bras, et qu'en outre ce rayon concourt pour une plus grande part que le cubitus à la formation de cette jointure.

courbe plus grande dans le fond de laquelle se voit une fossette synoviale d'une étendue variable. A cette grande surface diarthrodiale sont annexées deux cavités dépourvues de revêtement cartilagineux et tapissées seulement par la membrane synoviale, l'une antérieure vers laquelle tend l'apophyse coronoïde du radius lors de la flexion, l'autre postérieure, beaucoup plus profonde qui reçoit le bec de l'olécrâne dans le mouvement d'extension.

Surface articulaire anti-brachiale. Appropriée pour la forme et non pour l'étendue à celle de l'humérus, cette surface est brisée en deux parties simplement contiguës, mais si étroitement unies entre elles dans les grands quadrupèdes domestiques, qu'elles ne peuvent exécuter que des mouvements d'ensemble.

A. L'une de ces parties, arrondie d'un côté à l'autre, et découpée en crochet vertical sur le bord antérieur de l'olécrâne, est interrompue du côte externe par une fossette synoviale qui règne également sur la surface articulaire du radius.

B. L'autre partie de la surface articulaire anti-brachiale, beaucoup, plus étendue et allongée transversalement, appartient en totalité au radius. Elle présente du côté externe deux trochlées obliques dans le même sens que celle de l'humérus à laquelle elles correspondent, et du côté interne une cavité glénoïdale entourée d'un bourrelet fibreux dans laquelle est reçue le condyle huméral : ces deux parties sont séparées par un relief parallèle aux deux trochlées, formant, avec le crochet cubital en regard duquel il est placé, un demi-anneau qui roule sur la gorge médiane de l'humérus.

Moyens d'union. Ils se composent de trois ligaments, l'un *capsulaire*, et les deux autres *funiculaires :* ceux-ci placés en regard l'un de l'autre aux extrémités du grand diamètre des surfaces articulaires, sont appelés *latéraux* et distingués en *externe* et *interne*.

A. Le *ligament latéral externe* est le plus gros et le moins long. Attaché supérieurement à une petite saillie de l'épitrochlée, qui l'empêche de gêner le jeu de la trochlée humérale, ce ligament descend verticalement entre les muscles extenseur antérieur du pied et fléchisseur externe du métacarpe, pour s'implanter, après un trajet de deux pouces environ, sur la tubérosité externe de l'extrémité supérieure du radius, où ses fibres superficielles se mêlent à celles du tendon d'origine de l'extenseur latéral du pied. Confondu en avant avec la capsule fibreuse articulaire, en arrière avec l'aponévrose anti-brachiale, ce ligament semble, de ce dernier côté, donner naissance à une expansion, dont la disposition est telle jusqu'au crochet cubital où elle va s'attacher, qu'après avoir doublé la synoviale, elle se trouve bientôt comprise dans une duplicature de cette membrane, et transformée ainsi en une double coulisse sur laquelle glisse, d'un côté la trochlée humérale, de l'autre le tendon d'origine de l'épitrochlo-sus-carpien dans les mouvements de flexion et d'extension de l'avant-bras.

Formé de plusieurs plans de fibres, les unes verticales, les autres obliques, et tapissé sur sa face interne par la capsule synoviale, ce ligament n'est séparé de la peau que un par feuillet très mince de l'aponévrose anti-brachiale, position superficielle à laquelle doit être en partie rapportée la gravité des blessures de toute espèce qui peuvent avoir leur siége sur le côté externe de l'articulation.

B. Ligament latéral interne. Aplati, triangulaire et analogue à l'externe par sa direction, il est formé de plusieurs faisceaux d'un blanc satiné, qui naissent en commun de l'épicondyle, d'où ils descendent en rayonnant. Les faisceaux antérieurs, les uns arciformes, les autres obliques en bas et en avant, se réunissent supérieurement au ligament capsulaire, et inférieurement au tendon du coraco-radial. Les postérieurs, contournés en arrière, gagnent le crochet cubital et le bourrelet glénoïdien après s'être épanouis en membrane sur la synoviale. Les faisceaux médians, beaucoup plus longs, composent un cordon rubané qui descend verticalement le long du bord interne du radius auquel il s'insère, après avoir successivement recouvert les insertions des deux muscles fléchisseurs de l'avant-bras.

Le ligament latéral interne est tapissé dans la moitié supérieure de sa face interne par la synoviale : le nerf cubito-plantaire, l'artère et la veine cubitales postérieures, passent à sa surface externe et y sont maintenus par une lame aponévrotique qui unit le muscle coraco-radial au long scapulo-olécranien.

Ligament capsulaire. Il offre deux portions, l'une *antérieure*, l'autre *postérieure*, desquelles certains anatomistes ont fait deux ligaments distincts.

A. La portion *antérieure*[1], beaucoup plus épaisse et plus forte que la postérieure, est formée de plusieurs plans de fibres qui affectent des directions différentes ; les unes, en plus grand nombre, sont verticales et rayonnantes ; elles composent un faisceau triangulaire incurvé d'un côté à l'autre, qui, attaché par son sommet à un pouce environ au dessus du condyle de l'humérus, descend sur le radius où il s'implante après avoir passé sous le tendon du caraco-radial auquel il s'unit

[1] Ligament antérieur de quelques auteurs.

intimement. Les autres fibres, étendues obliquement de haut en bas et de dehors en dedans, se superposent aux premières, en croisant leur direction, et se réunissent avec elles au tendon du long fléchisseur de l'avant-bras.

Cette demi-enveloppe, ligamenteuse que complète supérieurement et du côté externe le tendon aplati de l'extenseur antericur du métacarpe, n'est plus constituée inférieurement et en regard de la trochlée humérale que par quelques fibres entremêlées de petits pelotons adipeux.

Sa surface externe, légèrement excavée, est en rapport avec des cordons nerveux émanés de l'huméral postérieur, l'artère radiale antérieure, la veine du même nom, enfin, et moins immédiatement, avec le fléchisseur oblique de l'avant-bras.

B. La portion *postérieure* de ce ligament [1], que l'on ne peut convenablement étudier qu'après avoir fléchi l'articulation, est constituée par des trousseaux de fibres grisâtres légèrement élastiques qui s'épanouissent à la surface des prolongements en culs de sacs de la synoviale où on les voit se réunir aux expansions que fournissent en arrière les ligaments latéraux.

Cette demi-capsule, que recouvrent supérieurement le petit extenseur de l'avant-bras, et une partie du coussinet adipeux logé dans la fosse olécranienne, est complétée sur les côtés par les énormes tendons d'origine des muscles fléchisseurs du pied, qui, de même que ceux du long fléchisseur de l'avant-bras et de l'extenseur antérieur du métacarpe, doivent être considérés comme de puissants moyens d'assujétissement pour l'articulation huméro-radiale.

Membrane synoviale. Déployée, tant sur la face interne

[1] Ligament postérieur de certains auteurs.

des trois ligaments précédemment décrits que sur celle du tendon d'origine des muscles extenseur antérieur, et fléchisseurs du métacarpe, fléchisseurs de la région digitée, cette membrane offre en arrière trois prolongements terminés en culs de sacs, qui lui permettent de s'étendre, et conséquemment de se prêter à la flexion la plus étendue sans éprouver aucun tiraillement. De ces trois prolongements, l'un occupe la fosse olécranienne avec un coussinet adipeux, les deux autres, que l'on ne peut convenablement étudier qu'après avoir étendu l'articulation et renversé de bas en haut les muscles fléchisseurs, sont situés à droite et à gauche du crochet cubital. L'articulation radio-cubitale supérieure reçoit de cette membrane un prolongement qui se termine aussi en cul de sac au-dessous des facettes adjacentes du radius et du cubitus.

Différences. L'engrènement plus profond des surfaces, impliquant d'une part une solidité plus grande dans les rapports, et d'autre part beaucoup plus de précision dans les mouvements, est la seule différence importante que présente cette articulation dans les animaux *didactyles.*

Dans le *chien* et le *chat*, le ligament *latéral externe* de l'articulation du coude s'étend de l'épitrochlée au ligament annulaire de l'articulation radio-cubitale supérieure, et de là quelques-uns de ses faisceaux gagnent le côté du radius. Le ligament *latéral interne* est formé de deux faisceaux distincts qui, de l'épicondyle où ils se confondent en un sommet commun, descendent l'un au devant de l'autre pour aller s'insérer, l'antérieur au radius et le postérieur au bord interne de l'olécrâne.

La synoviale se prolonge en avant et en bas pour tapisser les surfaces adjacentes du radius et du ligament annulaire.

Solidité. La grande étendue des plans de rapport,
et surtout leur allongement dans le sens transversal,
leur engrènement réciproque, la multiplicité, la force
des moyens d'union et leur opposition, telles sont les
principales conditions de la grande solidité que présente
cette articulation, dont les luxations doivent être considérées sinon comme impossibles, au moins comme
excessivement difficiles, puisqu'elles ne peuvent en aucune façon s'opérer sans la rupture de tous les moyens
d'union et de la plupart de ceux d'assujétissement.

Mouvements. La *flexion* et l'*extension* qui sont à peu
près les seuls mouvements que permette cette articulation, sont remarquables, tant par leur étendue, leur précision et leur rapidité, que par l'obliquité suivant laquelle
ils s'exécutent. Or, c'est tout à la fois et à la longueur
de la courbe articulaire humérale, et à la brièveté de
celle que décrit la surface correspondante du radius, laquelle tourne autour de la première comme sur un axe horizontal, qu'il faut rapporter l'étendue des mouvements.
Leur précision est une conséquence toute naturelle de
la coaptation exacte des surfaces articulaires, et de leur
engrènement réciproque. Leur rapidité dépend évidemment de la brièveté du rayon des courbes que décrivent
ces surfaces; enfin, l'obliquité suivant laquelle les mouvements s'exécutent est la conséquence nécessaire tant
de l'obliquité des gorges et des reliefs articulaires, que
de la disproportion qui existe pour la longueur entre
la courbe que décrit la trochlée de l'humérus et celle
que présente le condyle du même os.

La *flexion*, dans laquelle l'avant-bras se porte en haut

et en dehors, constitue donc en outre une *élévation* et une *abduction* ; et celle-ci semble avoir pour objet de rendre le mouvement plus étendu , en prévenant la rencontre trop subite de l'avant-bras avec le bras.

Le radius et le cubitus, comme une seule pièce roulent obliquement de bas en haut, d'arrière en avant et de dedans en dehors, sur l'extrémité inférieure de l'humérus, comme sur un axe conoïde horizontal , et la flexion est bornée par l'application oblique de l'avant-bras sur le bras. Dans ce mouvement, la capsule fibreuse relâchée en avant est soulevée par le coraco-radial, ainsi que par le ligament latéral interne ; tandis que le ligament latéral externe , dans un état moyen de tension, s'oppose à une trop grande projection en dehors de la trochlée humérale. La portion postérieure du ligament capsulaire est distendue , et les culs de sacs de la membrane synoviale sont complètement effacés.

La flexion est-elle arrivée au point que l'olécrâne soit devenu horizontal , alors le bec du crochet cubital a cessé d'appuyer sur la gorge médiane de l'humérus; et , si dans cette attitude des surfaces, qui est aussi le moment d'action des puissances devenues perpendiculaires à leur bras de levier, l'animal fait une chute, puis un violent effort pour se relever, l'olécrâne, éloigné de l'humérus et dès lors sans appui, pourra facilement se fracturer. Deux fois j'ai été témoin d'un semblable accident survenu dans les circonstances que j'indique [1].

Extension. Elle s'opère par un mécanisme inverse du précédent, et ne peut jamais être portée au point que

---

[1] Dans le cadavre, un coup violent porté sur le coude pendant la flexion de l'avant-bras, produit le plus ordinairement la fracture du cubitus, tandis que dans l'extension cet os résiste toujours à la même violence sans se fracturer.

les deux rayons se trouvent placés sur la même ligne.

Le radius et le cubitus roulent ensemble obliquement de haut en bas, d'avant en arrière et de dehors en dedans, sur la surface articulaire humérale, de telle sorte qu'avec l'extension qui est bornée par la rencontre de l'olécrâne avec le fond de la cavité destinée à le recevoir, coïncident l'*abaissement* et l'*adduction* de l'avant-bras.

Lorsque l'extension est parvenue à ses dernières limites, les ligaments antérieurs et latéraux sont fortement distendus, et avec le relâchement du ligament capsulaire que soulève en arrière le petit extenseur de l'avant-bras, apparaissent les culs de sacs de la membrane synoviale qui se trouve également relâchée.

Quelque parfait que soit le ginglyme représenté par l'articulation huméro-radiale, il n'est cependant pas rigoureusement exact de dire que la flexion et l'extension soient les seuls mouvements dont elle jouisse : car dans la demi-flexion les surfaces peuvent, eu égard au relâchement des ligaments latéraux, s'écarter un peu l'une de l'autre, et exécuter un léger pivotement ordinairement accompagné d'un craquement analogue à celui qui se fait entendre lorsqu'on cherche à s'allonger les doigts.

Comme dans toutes les charnières parfaites, les surfaces articulaires sont susceptibles de se rayer dans le sens des mouvements qu'elles exécutent l'une sur l'autre. J'ai recueilli et déposé dans le cabinet des collections de l'Ecole plusieurs exemples de ces sortes d'altérations, qui rendent les mouvements des membres antérieurs saccadés, comme cela se remarque dans les membres postérieurs quand de semblables altérations existent au jarret.

ARTICULATION RADIO-CUBITALE.

Amphiarthrose

Dans tous les animaux solipèdes qui ont atteint l'âge adulte, le radius et le cubitus ne sont, à proprement parler, articulés entre eux que par leur extrémité supérieure; car déjà, à cette époque de la vie et souvent même beaucoup plus tôt, ces deux rayons osseux sont soudés l'un à l'autre dans la plus grande partie de leur étendue.

Deux *surfaces* ondulées, et légèrement anguleuses, l'une *radiale*, l'autre *cubitale*, entre lesquelles descend la synoviale de la jointure du coude, composent toute la partie diarthrodiale de l'espèce d'amphiarthrose, sans mouvement appréciable, que représente l'articulation *radio-cubitale*. Dans le reste de leur étendue, les surfaces adjacentes des deux rayons osseux sont rugueuses et étroitement unies l'une à l'autre.

Moyens d'union. Ce sont deux *ligaments*, l'un *périphérique*, et l'autre *inter-osseux*.

A. Le *premier*, le plus vaste, est formé d'une multitude de petits rubans fibreux blancs superposés, qui s'étendent obliquement en avant et en bas des deux côtés du cubitus, sur la face postérieure du radius, à partir du contour de la surface articulaire humérale de ce dernier rayon jusqu'au niveau de l'arcade cubitale, qu'ils concourent à former.

B. Le *second*, interposé aux surfaces qu'il tient étroitement unies, se compose d'une série de faisceaux excessivement courts, et doués d'une force de résistance telle, que si l'on essaie de les rompre, même après avoir préalablement détruit en totalité le ligament périphérique, **le cubitus se fracture presque toujours avant qu'on ne** soit parvenu à opérer la rupture de ces faisceaux ligamenteux.

Différences. Tout en faisant observer que l'articulation *radio-cubitale*, telle que je viens de la décrire dans le cheval, et telle qu'on la retrouve encore, ou à peu de chose près, dans les *didactyles* et les *tétradactyles réguliers*, doive évidemment faire exclure la possibilité de mouvements appréciables entre les os qui la composent, je dirai cependant qu'il est digne de remarque que la soudure du radius et du cubitus, à leur point de contiguité, est, dans ces diverses espèces d'animaux, un fait beaucoup plus rare qu'on ne se l'imagine généralement.

Dans les *tétradactyles irréguliers*, de même que dans l'homme, le radius et le cubitus sont articulés entre eux par leurs extrémités, et simplement unis dans le reste de leur étendue au moyen d'un ligament appelé *interosseux*.

Articulation radio-cubitale supérieure. Pour former cette *trochoïde*, le contour de l'extrémité supérieure du radius est engagé dans un anneau ostéo-fibreux, que constituent dans son tiers postérieur une facette sigmoïde du cubitus, et dans le reste de son étendue un *ligament* dit *annulaire*, auquel viennent s'insérer les *ligaments capsulaire*, et *latéral externe* de l'articulation du coude.

Les facettes de contiguité du radius et du cubitus sont revêtues d'une couche cartilagineuse, continue à celle des plans par lesquels ces deux rayons osseux correspondent à l'humérus ; tandis que les surfaces adjacentes du radius et du ligament annulaire sont simplement tapissées par la synoviale de l'articulation du coude, laquelle se prolonge en outre, comme dans les autres animaux, entre les plans de rapport du radius et du cubitus.

Articulation radio-cubitale inférieure. Les plans de rapport, disposés en sens inverse de ceux de l'àrticulation *radio-cubitale supérieure*, sont du côté du radius une petite *facette* concave, et du côté du cubitus une autre *facette* convexe, que maintiennent en contact quelques trousseaux fibreux périphériques réunis en forme de *capsule*, et un ligament *inter-osseux* très dense, qui, par son bord inférieur, concourt à la formation de la grande surface par laquelle les deux os de l'avant-bras correspondent ensemble à la première rangée des os du carpe.

Une *synoviale* distincte, mais très peu étendue, favorise le jeu de cette fraction de la double *trochoïde radio-cubitale.*

Ligament inter-osseux. Situé entre les deux os de l'avant-bras, qu'il unit l'un à l'autre par leur corps, ce ligament se présente avec tous les caractères de forme et de contexture qui appartiennent aux aponévroses.

Mécanisme des articulations radio-cubitales. Comme toutes les trochoïdes, les deux jointures *radio-cubitales* ne permettent que des mouvements de *semi-rotation;* et ici c'est le radius seul qui exécute le pivotement, tandis que le cubitus reste immobile et lui sert en quelque sorte de point d'appui. La rotation du radius en dehors est désignée dans l'homme sous le nom de *supination*, et la rotation en dedans est appelée *pronation.*

Dans le premier de ces deux mouvements, le radius pivote d'arrière en avant dans l'anneau que lui forment supérieurement le cubitus et le ligament annulaire, tandis que par son extrémité inférieure ce même rayon décrit autour du cubitus un mouvement de circumduction, qui est presque aussitôt arrêté par la distension qu'éprouvent la plupart des moyens d'union.

7

Dans la pronation le mécanisme est inverse, c'est à dire qu'en haut le radius pivote sur son axe d'avant en arrière, et qu'en bas il tourne dans le même sens autour du cubitus qni reste fixe comme dans le mouvement précédent. La face plantaire des doigts, qui dans le mouvement de supination regarde en dedans, ou même légèrement en haut, se trouve tournée du côté du sol dans celui de pronation.

L'étendue de la supination et de la pronation étant toujours dans un rapport direct, d'une part, avec celle de l'intervalle qui sépare le radius du cubitus, et d'autre part avec la largeur et la laxité du ligament qui unit ces deux os par leur corps, il n'est pas étonnant que dans le *chien* adulte, chez lequel toutes les dispositions énoncées ci-dessus sont moins développées que dans le *chat*, les mouvements de pronation et de supination soient beaucoup moins étendus que dans ce dernier animal.

ARTICULATIONS DU PIED ANTÉRIEUR [1].

Envisagé sous le rapport de sa structure syndesmologique, le pied antérieur offre à considérer les articulations du *carpe*, du *métacarpe* et de la *région digitée*.

ARTICULATIONS DU CARPE.

Le carpe, ou plus communément le *genou* ([2]), comprend les articulations *radio-carpiennes*, *inter-carpiennes*, et *carpo-métacarpiennes*, que nous allons successivement

[1] Il est bien entendu que le mot *pied* est pris ici dans son acception la plus générale.

[2] Dans les grands quadrupèdes seulement.

étudier dans ce qu'elles offrent de spécial et de commun, sous le double rapport de leur organisation et de leur mécanisme.

Charnière parfaite à mouvements obliques.

Surfaces articulaires. La supérieure ou anti-brachiale oblongue transversalement, et formée d'une seule pièce, appartient en totalité au radius. On y remarque : (*a*) en dehors, une trochlée d'une courbe très brève, surmontée postérieurement d'une petite excavation que vient occuper un prolongement du second os de la rangée supérieure du carpe aux limites de l'extension ; (*b*) en dedans, un condyle, dont la courbe, plus grande d'un tiers environ que celle de la trochlée, se prolonge en arrière pour donner de l'étendue au mouvement de flexion ; (*c*) en avant enfin, deux petites cavités glénoïdales, qui concourent à borner le mouvement d'extension.

Du côté du carpe, les quatre os de la rangée supérieure, étroitement liés ensemble, composent une surface à trois brisures, oblongue dans le même sens que celle du radius, concave d'avant en arrière, sinueuse sur son contour, et plus large en dedans qu'en dehors.

ARTICULATIONS INTER-CARPIENNES.

Elles comprennent : 1° les articulations des os de chaque rangée entre eux ; 2° les articulations des deux rangées entre elles.

---

[1] Nommée dans l'homme articulation du *poignet.*

1° Articulations des os de chaque rangée du carpe entre eux.

Diarthroses planiformes (symphyses de quelques auteurs modernes).

A. Articulation des os de la rangée supérieure ou anti-brachiale entre eux.

Surfaces articulaires. Les trois premiers os de cette rangée s'opposent chacun deux facettes placées l'une au dessus de l'autre, et séparées par un enfoncement rugueux à insertion ligamenteuse. Le second os, attendu sa situation entre le premier et le troisième, présente quatre facettes diarthrodiales, deux de chaque côté, tandis que le quatrième, ou l'os sus-carpien, situé hors de rang, n'en présente qu'une seule de forme elliptique pour son articulation avec le premier ; et tantôt alors cette facette se continue sans interruption avec celle du même os, qui roule sur le bord externe de la trochlée radiale ; d'autres fois, elle en est séparée par un léger sillon dont l'existence coïncide toujours avec celle d'une petite synoviale distincte pour l'articulation du sus-carpien avec l'os externe de la rangée supérieure.

B. Articulation des os de la rangée inférieure ou métacarpienne entre eux.

Surfaces articulaires. Les trois os qui composent la seconde rangée du carpe, s'affrontent par des facettes proportionnellement plus larges, et surtout beaucoup plus étroitement serrées que ceux de la rangée supérieure ; au nombre de deux seulement dans les deux os extrêmes et de quatre dans celui du milieu, ces facettes sont, de même que celles des os carpiens supérieurs, séparées par de petites excavations rugueuses dans lesquelles s'implante l'appareil ligamenteux qui établit une sorte de continuité entre elles.

2° Articulation des deux rangées du carpe entre elles.

Charnière imparfaite à mouvements obliques.

Surfaces articulaires. Elles sont allongées transversalement, irrégulièrement ellipsoïdes, brisées chacune en trois pièces et configurées de manière à s'emboiter réciproquement, mais très peu profondément.

La *surface articulaire supérieure*, formée par les trois premiers os de la rangée anti-brachiale, offre antérieurement deux légers reliefs, et postérieurement trois petites cavités glénoïdales placées de champ l'une à côté de l'autre.

La *surface articulaire inférieure* est constituée, en avant par deux cavités glénoïdales appropriées aux mêmes usages que celles du radius qu'elles répètent assez exactement, et en arrière par trois petits condyles qui se prolongent et se renversent de bas en haut pour donner de l'étendue au mouvement de flexion.

ARTICULATION CARPO-MÉTACARPIENNE.

Diarthrose-planiforme.

Surfaces articulaires. Ici ce ne sont plus des plans alternativement concaves et convexes favorables à l'étendue des mouvements, mais bien deux surfaces brisées chacune en trois pièces, dont la coupe en facettes anguleuses, l'étendue, l'engrènement, et l'union étroite attestent tout d'abord combien doit être grande la soli-

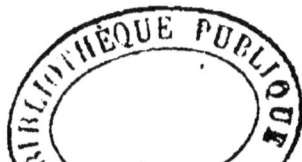

dité de la jointure qu'elles composent, mais aussi combien sa mobilité doit être restreinte.

Moyens d'union des articulations du carpe.

Les uns sont *communs* aux diverses articulations de cette partie du pied, autour desquelles ils forment une sorte de ceinture non interrompue; les autres, en plus grand nombre, sont *propres* à chacune de ces articulations.

Les *ligaments latéraux*, *capsulaire*, et *commun postérieur* appartiennent à la première catégorie.

Les *ligaments radio-carpiens*, *inter-carpiens* et *carpo-métacarpiens*, tant *antérieurs* que *postérieurs*, et *inter-osseux*, appartiennent à la seconde.

1° Ligaments propres aux os de chacune des deux rangées du carpe.

On peut, eu égard à leur position respective, les distinguer en *antérieurs*, et *inter-osseux*.

A. *Ligaments propres aux os de la rangée supérieure ou anti-brachiale.*

Les *antérieurs* constituent trois faisceaux rubanés, dirigés transversalement, qui unissent successivement le quatrième os au premier, celui-ci au second, et le second au troisième. L'un de ces faisceaux est recouvert par le ligament latéral externe, et les deux autres par la capsule fibreuse qui adhère intimement à leur surface.

Les *ligaments inter-osseux* au nombre de trois établissent une sorte de continuité entre les quatre os carpiens supérieurs (*a*). L'un, situé tout à fait en arrière et complètement dérobé par le ligament commun postérieur qui le recouvre, unit l'os sus-carpien aux deux premiers os de la rangée anti-brachiale; (*b*) l'autre, étendu du pre-

mier au second os, s'implante sur toute la portion non
contiguë des surfaces par lesquelles ces deux os se mettent en rapport; (c) le dernier enfin, un peu plus long
et moins dense que les deux autres, est intermédiaire aux
surfaces adjacentes des second et troisième os carpiens
supérieurs; ces deux derniers moyens d'union réunis aux ligaments antérieurs correspondants, sont tapissés en haut par la synoviale de l'articulation radio-
carpienne, et en bas par celle des deux rangées.

B. *Ligaments propres aux os de la rangée inférieure
ou méta-carpienne.*

Les *antérieurs*, au nombre de deux seulement, se dirigent transversalement l'un en dehors, l'autre en dedans
du second os qui leur sert d'insertion commune, au premier et au troisième; l'un de ces deux petits ligaments
est recouvert par la capsule fibreuse articulaire à laquelle il donne attache, et l'autre par le ligament latéral
externe dont les fibres croisent sa direction à angle droit.

Les *ligaments inter-osseux* à l'implantation desquels
est entièrement consacrée toute la portion rugueuse
des surfaces par lesquelles s'affrontent les trois os de la
rangée inférieure, sont en même nombre, mais beaucoup
plus courts et plus serrés encore que ceux de la rangée
anti-brachiale; aussi les articulations des os carpiens inférieurs jouissent-elles d'une plus grande solidité, et d'une
mobilité beaucoup moindre encore que celles des os carpiens supérieurs. Ces ligaments sont tapissés, en haut par
la synoviale de l'articulation des deux rangées, et en bas
par celle de l'articulation carpo-métacarpienne; or,
comme il existe constamment, au moins dans le cheval,
une communication entre ces deux membranes au point
de contiguïté des deux premiers os de la rangée inférieure,
il en résulte que le ligament intermédiaire à ces os reçoit

un revêtement synovial plus étendu, et qu'il se trouve par cela même aussi tout à fait isolé du ligament antérieur correspondant.

Ces ligaments, que nous rangeons encore dans la catégorie des moyens d'union *spéciaux* ou *propres*, appartiennent à l'une ou à l'autre des trois principales jointures du carpe. Situés sous le ligament commun postérieur, avec lequel ils ont en général des connexions étroites, et dont *ils* ne semblent être que de petits faisceaux détachés, ces ligaments sont d'autre part en rapport immédiat avec les synoviales articulaires.

A. On en compte *deux* pour l'articulation radio-carpienne : *un* de ces ligaments, arrondi, très fort, et long d'un pouce environ, se porte obliquement de haut en bas et de dehors en dedans du radius, où il s'implante au dessus d'une fossette qui reçoit un prolongement de l'os moyen pendant l'extension, à l'os interne de la rangée supérieure.

Un autre ligament *radio-carpien postérieur*, étendu transversalement du radius à l'os crochu, est recouvert par le ligament latéral externe qui le dérobe complètement. C'est immédiatement au dessus de ce ligament que la synoviale de l'articulation radio-carpienne forme un petit cul de sac dont la rupture est promptement suivie du développement d'un vessigon que l'on attribue généralement mais à tort, à la dilatation de la synoviale qui enveloppe les tendons fléchisseurs à leur passage dans l'arcade carpienne.

B. *Deux autres* de ces *ligaments* servent à unir les os de la rangée supérieure avec ceux de la rangée inférieure,

et peuvent être facilement aperçus lorsqu'on tient le carpe
fléchi après avoir préalablement enlevé le ligament capsulaire. Le plus fort s'étend verticalement de l'os interne
de la rangée supérieure, au second et au troisième os
de la rangée métacarpienne; l'autre descend obliquement
en arrière, du premier os de la rangée anti-brachiale sur
le second de la rangée inférieure.

C. *Deux autres*, analogues aux précédents mais un
peu plus courts et moins épais, se portent de chacun
des points d'intersection des os de la seconde rangée
à l'extrémité supérieure du métacarpe. Ils unissent
d'une manière si étroite les deux surfaces de l'articulation carpo-métacarpienne qu'on conçoit à peine que
ces surfaces puissent se mouvoir l'une sur l'autre.

D. Un *dernier* enfin, le plus fort de tous, attache l'os
crochu au péroné; réuni au ligament latéral externe et
commun postérieur ainsi qu'au vaste anneau ligamenteux qui complète en arrière l'arcade carpienne, ce
large ligament ne semble être que le prolongement du
tendon des deux muscles fléchisseurs du métacarpe qui
s'insèrent en commun à l'os sus-carpien.

2⁰ Moyens d'union communs aux diverses articulations du carpe.

Ils se composent ainsi que nous l'avons déjà dit de
quatre ligaments, dont deux *latéraux*, un *antérieur* et
l'autre *postérieur*.

A. Les *ligaments latéraux* distingués en *externe* et *interne*, occupent comme dans toutes les articulations
ginglymoïdales les extrémités du grand diamètre des
plans de rapport. Des deux tubérosités inférieures du
radius, ces deux cordons ligamenteux s'étendent, en suivant une direction à peu près verticale, aux péronés dont

ils couvrent de leurs irradiations l'extrémité supérieure,
et s'implantent dans l'intervalle de ces deux principales
insertions sur les os qui occupent les extrémités de
chacune des deux rangées du carpe. Leurs fibres dont
la direction n'est pas la même, ne présentent pas non
plus une égale longueur : ainsi les plus superficielles
étendues d'une extrémité à l'autre de chacun de ces li-
ligaments, recouvrent d'autres fibres qui vont du radius
aux deux os extrêmes de la rangée inférieure seulement,
et celles-ci à leur tour en dérobent d'autres qui s'é-
tendent seulement du radius aux deux os extrêmes de la
rangée anti-brachiale, ainsi qu'à l'os sus-carpien. Confondus avec la capsule fibreuse commune, ces ligaments sont l'un et l'autre tapissés à leur face interne
par les synoviales articulaires. L'externe que traverse
le tendon de l'extenseur latéral du pied, se confond
inférieurement avec la bride ligamenteuse qui attache
l'os crochu au péroné. Quant à l'interne il ne forme
qu'une seule et même masse fibreuse avec le ligament
commun postérieur.

B. Le *ligament commun antérieur* ou *capsulaire* est
une vaste expansion quadrilatère, qui ferme en avant les
diverses articulations carpiennes : cette capsule fibreuse
percée d'arcades vasculaires, et formée de fibres entrecroisées obliquement d'un côté à l'autre, s'étend de l'extrémité inférieure du radius au métacarpien principal, se
réunit aux ligaments latéraux, et adhère aux os de chacune
des deux rangées du carpe, ainsi qu'aux ligaments qui
unissent ces os par la partie antérieure de leur contour.
Tapissé à sa face interne par les synoviales articulaires
le ligament commun antérieur répond en dehors aux
tendons des muscles extenseurs antérieurs du pied et du
métacarpe qui glissent à sa surface, et le soulèvent dans

l'extension en faisant effort sur leurs brides d'assujétissement auxquelles il donne attache.

C. Le *ligament commun postérieur* qui peut être à
juste titre considéré comme un des plus vastes et des
plus puissants moyens d'union du squelette, recouvre
toute la face postérieure du carpe, en nivelle les nombreuses sinuosités et la transforme, en une large coulisse dans laquelle glissent les tendons des muscles
fléchisseurs du pied. Il s'attache supérieurement à une
crête transversale qui surmonte la surface articulaire
du radius, se confond en dedans avec le ligament latéral
interne, en dehors avec la bride fibreuse qui unit l'os
sus-carpien au péroné externe, adhère fortement à tous
les os carpiens ainsi qu'à quelques uns de leurs ligaments
spéciaux, et s'insère sur le métacarpien principal en se
réunissant au ligament sésamoïdien supérieur, duquel
il semble ensuite se détacher pour aller sous la forme
d'une large bride se réunir au tendon du muscle perforant[1]. Ce ligament dont les fibres sont entrecroisées en X
et disposées par couches, est tapissé extérieurement par
la synoviale tendineuse de l'arcade carpienne.

Moyens de glissement. Membranes synoviales.

Ces capsules, dont le nombre varie de trois à quatre,
suivant que celle de l'articulation du sus-carpien avec
l'os externe de la rangée anti-brachaile est ou non distincte de la synoviale radio-carpienne, offrent en avant
une laxité telle, qu'elles peuvent se prêter, les deux su-

---

[1] Dans les nombreuses autopsies de chevaux *arqués* et boiteux que
j'ai été à même de faire, je n'ai souvent rencontré, pour toute lésion,
qu'un engorgement et une rétraction de cette espèce de ligament suspenseur du tendon du muscle fléchisseur profond.

périeures surtout, au mouvement de flexion le plus
étendu, sans éprouver le moindre tiraillement.

A. La *supérieure*, encore appelée *radio-carpienne*, appartient en exclusivement à la jointure dont elle porte le
nom : elle tapisse les ligaments latéraux, capsulaire et
postérieurs, descend dans les trois brisures de la rangée
anti brachiale, et forme au fond de chacune d'elles un
petit cul de sac qui s'appuie sur le ligament inter-osseux.

B. La synoviale des deux rangées du carpe que l'on
pourrait appeler *inter-carpienne*, semblable à la supérieure par son étendue et ses rapports avec les moyens
d'union antérieurs, postérieurs, et latéraux, envoie
dans les articulations latérales des trois premiers os
carpiens de la rangée supérieure, deux prolongements
que bornent les ligaments inter-osseux, et à l'opposé,
deux autres prolongements dont l'un, terminé en cul de
sac, s'appuie sur le ligament qui unit l'os interne à celui
du milieu, tandis que l'autre établit la continuité de cette
seconde synoviale avec celle de l'articulation carpo-métacarpienne.

C. Cette dernière capsule, qui pourrait bien n'être
considérée ainsi que comme un diverticulum de celle
des deux rangées à laquelle elle ressemble d'ailleurs
beaucoup par ses rapports avec les ligaments antérieurs,
postérieurs et latéraux, envoie à son tour trois prolongements ; le supérieur remonte entre le second et le
troisième os de la rangée inférieure ; tandis que les deux
autres descendent dans les diarthroses inter-métacarpiennes.

MÉCANISME DU CARPE.

La grande solidité que présente cette première partie
du pied antérieur ne dépend pas seulement de l'étendue

du contact, de l'engrènement, et du mode d'union des diverses pièces qui la constituent; mais elle dépend très certainement aussi, et de la résistance qu'opposent en commun toutes ces pièces dont l'agencement est tel qu'elles se prêtent un mutuel appui ; et de la multiplicité de leurs articulations, dans le jeu desquelles tout mouvement résultant, soit d'une pression, soit d'un choc, doit nécessairement se décomposer et se perdre, au moins en partie.

Quant à la *mobilité* du carpe, elle se partage presque exclusivement entre ses deux articulations supérieures, et consiste en deux mouvements principaux, l'un de *flexion*, l'autre d'*extension*, auxquels s'adjoint la *circumduction* qui, bien que très bornée, n'en implique pas moins l'existence de deux autres mouvements alternatifs et opposés, *l'abduction*, et *l'adduction*.

La jointure carpo-métacarpienne solidement et étroitement maintenue de tous côtés, reste presque complétement étrangère à ces divers mouvements.

La *flexion* s'effectuant en arrière, en haut et en dehors, constitue donc, en outre, une *élévation* et une *abduction*. Au moment où les trois os carpiens inférieurs entraînant ceux du métacarpe auxquels ils sont étroitement unis, roulent ensemble et comme une seule pièce d'arrière en avant sur la rangée antibrachiale, les quatre os qui composent celle-ci glissent en sens opposé, c'est à dire d'avant en arrière, sur la surface articulaire du radius; mais attendu l'abaissement qu'éprouve le troisième os de cette rangée et la brièveté de la courbe que décrit la trochlée radiale, la flexion, au lieu d'être directe, incline en dehors. c'est à dire vers l'abduction; et cette inclinaison si évidemment propre à augmenter l'étendue du mouvement de flexion, en ce sens qu'elle prévient la rencontre trop subite du canon avec, l'avant-bras, se trouve elle-même favorisée par le changement de direction de l'os sus-carpien qui pivote de manière à se loger sur plat dans le fond de l'angle rentrant, et de plus en plus aigu, que forme le métacarpe, en se rapprochant de l'avant-bras.

Aux limites de la flexion, le ligament commun antérieur se trouve dans un tel état de distension et si peu soutenu en raison du grand écartement des surfaces articulaires, qu'une chute sur les genoux, doit toujours faire craindre la rupture de ce ligament et l'épanchement de la synovie, soit sous les téguments, soit au-dehors, si la peau a été entamée dans toute son épaisseur et que les tendons eux-mêmes aient été intéressés.

L'*extension* que l'on doit considérer tout à la fois comme un *abaissement* et une *adduction* s'exécute par un mécanisme inverse du précédent ; ainsi la rangée inférieure glisse obliquement d'avant en arrière et de dehors en dedans sur la supérieure dont elle fait remonter graduellement l'os interne ; mais presque aussitôt celle-ci, c'est à dire la rangée anti-brachiale, roule d'arrière en avant sur le radius, et le mouvement s'arrête à la continuité rectiligne des rayons ainsi que des surfaces par lesquelles ils se mettent en rapport ; à ce moment, les ligaments latéraux, et les ligaments postérieurs, tant spéciaux que commun, sont fortement distendus ; tandis que le ligament commun antérieur dont les faisceaux ont repris leur direction première se trouve dans l'état de relâchement le plus complet.

L'extension qui a son temps d'arrêt exclut tout mouvement de latéralité, est comme on le sait l'attitude habituelle du carpe dans la station quadrupède.

Quant aux mouvements d'*abduction*, d'*adduction* et

de *circumduction*, à l'exécution desquels prennent part toutes les articulations du carpe, mais plus particulièrement celle des deux rangées, ils sont très restreints et ne peuvent avoir lieu que pendant la flexion.

L'action de *billarder* qui n'est que l'exagération du mouvement d'*abduction* pendant la marche, coïncide assez souvent avec une déviation congéniale du genou en dedans[1].

Différences. Dans les *didactyles*, l'étendue des surfaces, leur coupe en trochlées expliquent tout à la fois la grande solidité et la précision des mouvements du carpe; et tandis que l'inclinaison en dedans et en bas de ces mêmes surfaces explique la transmission du poids du corps plus spécialement sur le côté interne des diverses régions du pied, l'obliquité des os de l'avant-bras et du métacarpe en sens inverse, et la condure qui en résulte, rendent raison de la décomposition de ce même poids, et conséquemment de son atténuation.

J'ajouterai encore, pour compléter l'énoncé des différences relatives aux surfaces de rapport, que chacun des plans articulaires supérieur et inférieur de la seconde rangée du carpe ne présente qu'une seule brisure, attendu que cette rangée n'est formée que de deux os seulement, et non de trois comme dans les *monodactyles*; qu'enfin un seul des deux métacarpiens, le principal, correspond à ces deux os carpiens à la fois.

Le *ligament latéral interne* est beaucoup plus épais

---

[1] L'action de *billarder* ou en d'autres termes de jeter les régions métacarpienne et phalangienne en dehors de la ligne d'aplomb pendant la marche, peut aussi dépendre d'une trop grande obliquité dans le mouvement de flexion de l'articulation métacarpo-phalangienne.

et plus fort que l'externe ; et cette disproportion de volume, qui n'existe point d'une manière aussi marquée dans le cheval, est évidemment commandée ici par l'inclinaison en dedans des surfaces et des rayons, laquelle, en surchargeant le côté interne de l'articulation, imposait la nécessité d'une force de résistance plus grande dans le moyen d'union correspondant à ce côté.

Dans ces mêmes animaux à deux doigts, la capsule fibreuse commune aux diverses articulations du carpe, présente trois grands faisceaux de renforcement, que l'on pourrait à la rigueur considérer comme autant de ligaments distincts ; de ces trois faisceaux, que l'on retrouve également, mais moins développés dans les *tétradactyles*, et qui tous sont obliques en bas et en dehors, l'un se porte du radius à l'os externe de la rangée supérieure ; l'autre, un peu moins épais, s'étend de l'os interne de cette rangée à l'os externe de la rangée inférieure ; le troisième enfin, le plus grêle des trois, unit l'os interne de cette seconde rangée à l'extrémité supérieure de l'os principal du canon. Chacun de ces faisceaux ligamenteux se prête à l'écartement des surfaces, non par leur extensibilité, mais tout simplement par un changement qui survient dans leur direction lors de l'exécution des mouvements.

Les membranes *synoviales* sont en même nombre et affectent les mêmes dispositions essentielles que dans le cheval. Il est cependant bon de faire observer que dans le cas où, comme cela se fait constamment remarquer dans les monodactyles, l'os sus-carpien s'articule avec l'un des deux os de l'avant-bras, c'est la synoviale de la jointure radio-carpienne, qui se prolonge et descend dans l'articulation de cet os avec le premier de la rangée supérieure.

Le *rejet* du poids du corps, commandé par les dispositions énoncées ci-dessus, ne pourrait-il pas être considéré comme une des causes explicatives du développement de ces tumeurs *ostéo-fibreuses*, qui se font si fréquemment observer au côté interne du genou dans le
bœuf de travail?

L'emboîtement généralement simple, et peu profond
des surfaces, le peu d'épaisseur et la laxité des moyens
d'union, sont autant de dispositions qui expliquent très
bien la variété, et l'étendue des mouvements dont jouit
le carpe dans les *tétradactyles* irréguliers.

ARTICULATIONS INTER-MÉTACARPIENNES.

Ce sont des amphiarthroses, dont la partie diarthrodiale,
composée de quatre petites facettes anguleuses entre
lesquelles descend la synoviale inférieure du carpe,
n'est en réalité qu'un embranchement de la grande articulation carpo-métacarpienne : dans le reste de leur
étendue les trois os du métacarpe se correspondent par
des surfaces garnies d'empreintes destinées à l'attache
des ligaments qui les tiennent étroitement rapprochés et
unis l'un à l'autre.

Les *moyens d'union* sont : pour la partie *contiguë* de
l'amphiarthrose les ligaments *sésamoïdien supérieur*, et
carpiens, tant *latéraux* que *postérieur;* et pour la partie
continue, une multitude de faisceaux fibreux blancs,
courts et très forts, qui se portent d'une surface à l'autre.
Ces ligaments inter-métacarpiens, dont l'ossification est
assez fréquente, rappellent assez bien, par leur position
au moins, l'espèce d'aponévrose inter-osseuse que l'on
retrouve dans tous les animaux chez lesquels les pièces
du métacarpe sont très mobiles l'une sur l'autre.

Différences. Dans les *tétradactyles* irréguliers les os du métacarpe, si l'on en excepte toutefois celui du cinquième doigt quand il existe, se correspondent à leur extrémité supérieure par une facette diarthrodiale semi-circulaire qui se continue avec celle par laquelle chacun de ces os répond à la rangée inférieure du carpe.

A partir de ces points de contiguité, jusque vers leur extrémité inférieure, les métacarpiens sont unis par des faisceaux ligamenteux courts et très forts, qui, étendus transversalement de l'une à l'autre des surfaces rugueuses par lesquelles ces os se correspondent, rappellent assez exactement les *ligaments inter-osseux*, *dorsaux*, et *palmaires* de l'homme. Une couche celluleuse à larges mailles au centre de laquelle on rencontre parfois une petite synoviale, unit encore les métacarpiens à leur extrémité digitale, et favorise leurs mouvements : à la surface de cette couche celluleuse et du côté de la face plantaire, on rencontre assez ordinairement aussi quelques petits rubans fibreux que l'on peut considérer comme le vestige des *ligaments transverses* qui dans l'homme, unissent les métacarpiens par leur extrémité inférieure.

Dans le *bœuf* comme dans tous les animaux domestiques autres que le cheval, la diarthrose planiforme inter-métacarpienne composée de deux petites facettes étroitement serrées l'une contre l'autre, n'est encore qu'un embranchement de la grande jointure carpo-métacarpienne. Au-dessous de leur point de contiguité, les deux os du métacarpe sont unis, comme dans le cheval, par une multitude de trousseaux fibreux qui s'étendent de l'un à l'autre, ainsi que par le vaste ligament qui forme, en quelque sorte, la continuité du tendon par lequel deux des muscles fléchisseurs du canon s'insèrent en commun à l'os crochu.

Du reste, dans les *ditactyles* comme dans les *solipèdes*, les os du métacarpe ne jouissent l'un sur l'autre que d'un mouvement excessivement obscur d'*élévation* et d'*abaissement* dans le sens vertical ; tandis que dans les *tétradactyles* irréguliers, ces mêmes os peuvent facilement s'écarter par leur extrémité inférieure, et exécuter l'un sur l'autre un mouvement alternatif d'*élévation* et d'*abaissement* semblable à celui qu'exécutent les touches d'un clavier.

ARTICULATION MÉTACARPO-PHALANGIENNE.

Cette articulation, dans laquelle nous voyons le métacarpien principal correspondre seul à la première phalange et aux deux grands sésamoïdes réunis, appartient à la classe des ginglymes angulaires parfaits.

Surfaces articulaires. La supérieure ou *métacarpienne*, oblongue transversalement, et convexe d'avant en arrière, est partagée par un relief antéro postérieur à côtés inversement obliques, en deux condyles l'un externe, l'autre interne, que surmonte de côté une petite excavation à insertion ligamenteuse, et qui, à cette légère différence près, que l'externe décrit une courbe un peu plus brève que l'interne, se ressemblent d'ailleurs d'une manière très exacte.

La surface articulaire inférieure, irrégulièrement quadrilatère, et concave d'avant en arrière, est brisée en trois pièces qui, par leur rapprochement et leur assemblage, composent deux grandes cavités glénoïdales que sépare une gorge antéro-postérieure.

La moitié antérieure environ de ces trois cavités de réception, dont l'interne est la plus grande, appartient à la première phalange, tandis que la moitié postérieure est formée tout à la fois par les sésamoïdes et par le vaste appareil ligamenteux au centre du quel ces deux os sont placés.

Moyens d'union et de glissement. Deux *ligaments latéraux*, l'un *externe*, l'autre *interne*, un *ligament antérieur*, et cinq *ligaments postérieurs* composent les moyens d'union et d'assujétissement *directs* des diverses pièces de cette articulation, dont une synoviale facilite le jeu.

Ligaments latéraux. Placés aux deux extrémités du diamètre transverse des plans de rapport, ils sont composés chacun de deux faisceaux, l'un superficiel, l'autre profond, superposés obliquement, mais si étroitement unis par leurs faces adjacentes que nous n'avons pas cru devoir les considérer comme deux ligaments distincts.

Le *faisceau superficiel*, le plus long, et le moins large, s'étend verticalement le long du métacarpien principal à partir de quelques lignes en dessous du bouton du péroné, à l'extrémité supérieure de la première phalange à laquelle il s'insère, en embrassant une bride ligamenteuse qui se dirige horizontalement, du même point, au sésamoïde correspondant. Une bandelette très mince de fibres blanches obliques en arrière et en bas, qui semble destinée à maintenir en place les tendons extenseurs, sépare ce faisceau ligamenteux de la peau, conjointement avec un des faisceaux du ligament sésamoïdien supérieur, auquel cette couche fibreuse va se réunir.

Le *faisceau profond*, triangulaire et rayonné, s'insère par son sommet dans la petite excavation épicondylienne, descend obliquement en arrière, et se divise en deux bandelettes; l'antérieure va s'insérer à l'extrémité supérieure de la première phalange en dessous d'une des branches inférieures du faisceau superficiel; la postérieure gagne le sésamoïde correspondant et se réunit au ligament latéral de cet os. Sur la face interne de ce faisceau, que tapisse la synoviale, appuie et frotte le côté de la surface articulaire métacarpienne.

Le *ligament antérieur* ou *capsulaire*, est remarquable par sa densité, sa grande épaisseur et la couleur grisâtre de ses fibres qui sont arciformes et transverses : il ferme l'articulation en avant, s'étend d'un ligament latéral à l'autre, et s'implante, en haut à quelque distance du contour de la surface articulaire métacarpienne, et en bas sur le rebord saillant qui circonscrit celle de la pre-mière phalange. Sa surface externe sur laquelle s'épa-nouissent, adhèrent, et glissent tout à la fois les tendons des deux muscles extenseurs de la région digitée, répond par son centre à une ou deux petites ampoules syno-viales dans lesquelles on ne rencontre jamais de synovie, à moins cependant que ces membranes ne communiquent, ainsi que je l'ai constaté plusieurs fois, avec la synoviale de l'articulation. Sa surface interne contre laquelle appuie et frotte le double condyle métacarpien pendant le mou-vement de flexion, est tapissée dans toute son étendue par la synoviale articulaire.

Les *ligaments postérieurs* au nombre de cinq, dont un *supérieur*, trois *inférieurs* et l'autre *inter-sésamoïdien*, composent un vaste appareil d'assujétissement, et de support dont les os sésamoïdes forment le noyau central.

Le plus *supérieur* de ces ligaments que l'on a consi-déré, tantôt comme un tendon, et tantôt comme un muscle, par rapport aux fibres contractiles qui entrent dans sa composition, est sans contredit, le plus vaste et le plus puissant de tous les ligaments proprement dits, comme il est aussi le seul qui offre la particularité de struc-ture que nous venons de signaler. Aplati d'avant en ar-rière, long de neuf à dix pouces environ et divisé infé-

rieurement en deux branches qui laissent entre elles un
intervalle de forme triangulaire occupé par un prolongement en cul de sac de la synoviale articulaire, ce ligament descend de l'extrémité supérieure des trois os
du métacarpe sur chacun desquels il s'implante, le-
long de face postérieure de l'os du canon, duquel
il se détache et s'éloigne ensuite graduellement,
en se rapprochant d'autant plus des tendons fléchisseurs, qu'il est plus près des sésamoïdes auxquels il
s'insère par ses deux branches. Enfin de chacune de ces
deux dernières insertions, il se détache une bandelette
qui descend obliquement en avant, par dessus le faisceau
superficiel du ligament latéral dont elle croise la direction, et reçoit une bride qui double le ligament sésamoïdien latéral dont il a déjà été fait mention, après quoi
cette bandelette va se réunir au tendon de l'extenseur
antérieur de la région digitée qu'elle maintient en place.

Ainsi que nous l'avons déjà dit plus haut, il entre dans
la composition de ce ligament *suspenseur*, des fibres
musculaires auxquelles on doit rapporter en grande
partie l'élasticité dont il jouit à un si haut degré [1].

Les *ligaments sésamoïdiens inférieurs*, au nombre de
trois que nous pouvons, eu égard à leur position respective, distinguer en *superficiel*, *moyen*, et *profond*, forment
la partie inférieure de la vaste soupente métacarpo-phalangienne.

A. Le *ligament superficiel*, le plus long des trois est
aplati et triangulaire; il s'étend obliquement de bas en
haut et d'avant en arrière, du milieu de la masse fibreuse

---

[1] Ce ligament, dont la rupture a été constatée nombre de fois, m'a
toujours paru proportionnellement plus épais et plus fort dans le cheval anglais que dans le cheval français.

qui complète les deux cavités glénoïdales de la seconde
phalange, aux sésamoïdes sur lesquels il s'implante en s'é-
largissant, et en se confondant avec l'appareil ligamenteux
qui unit ces deux os. Tapissé sur sa face postérieure par
la synoviale des tendons fléchisseurs qui le recouvrent, ce
ligament est en rapport par sa face opposée avec les deux
autres ligaments sésamoïdiens inférieurs, auxquels de
petits trousseaux rubanés l'unissent dans plusieurs points
de son étendue.

Le *ligament sesamoïdien*, que nous appelons *moyen*,
tant à cause de sa situation, que parce qu'il tient le
milieu pour la longueur entre les deux autres, est composé de deux faisceaux funiculaires arrondis qui, du milieu de l'extrémité inférieure de la première phalange
comme sommet, montent en s'écartant progressivement
l'un l'autre sur la face postérieure du même os, duquel ils se détachent ensuite, au niveau de l'extrémité
supérieure, pour aller après un trajet de six lignes environ, s'insérer aux sésamoïdes en arrière des faisceaux
latéraux du ligament profond, dont ils croisent la direction.

Le ligament *inférieur profond*, qui ne peut être convenablement étudié, si les deux autres n'ont été préalablement enlevés, comprend quatre bandelettes, deux *médianes* et deux *latérales* de chacune desquelles on pourrait bien à la rigueur faire un ligament particulier; mais
il nous a paru beaucoup plus simple de ne les considérer
que comme des parties d'un seul et même moyen d'union.
Ces quatre bandelettes, dont les deux médianes les plus
larges s'entrecroisent en sautoir d'un côté à l'autre, sont
tapissées sur leur face antérieure par la synoviale articulaire.

Ligaments sésamoïdiens latéraux. Nous désignons

ainsi, deux petites bandelettes, l'une externe, l'autre interne, qui se portent horizontalement de l'extrémité supérieure de la première phalange à chacun des os sésamoïdes. Ces deux petits ligaments à la surface externe desquels passent les vaisseaux et les nerfs latéraux de la région digitée, sont embrassés par le faisceau superficiel de chacun des ligaments métacarpophalangiens latéraux.

Ligament inter-sesamoïdien. Il unit les deux sésamoïdes l'un à l'autre, complète leur surface articulaire, et se continue avec les diverses parties de l'appareil ligamenteux, auxquelles ces deux os servent d'insertion commune.

Synoviale. Puissamment affermie en avant par le ligament capsulaire auquel elle adhère fortement, et sur les côtés par les faisceaux profonds des deux ligaments latéraux avec lesquels elle a des rapports non moins intimes, cette membrane se trouve au contraire fort peu soutenue sur la face postérieure de l'articulation : en tapissant de ce dernier côté les deux branches d'insertion du ligament suspenseur du boulet, la face postérieure du métacarpien principal dans une étendue de deux pouces environ, le ligament inter-sésamoïdien, et les quatre bandelettes du ligament sésamoïdien profond, la membrane synoviale, forme deux culs de sacs : le plus vaste, sur lequel vient s'épanouir un ligament jaune élastique qui procède de la face postérieure de l'os du canon, répond à l'intervalle triangulaire que laissent entre elles les deux courtes branches du ligament métacarpo-sésamoïdien ; l'autre cul de sac, beaucoup moins considérable que le premier, vient faire saillie entre les deux bandelettes médianes du ligament sésamoïdien inférieur profond.

Cette membrane, que j'ai vue sur plusieurs vieux su-

jets communiquer assez largement avec la petite synoviale vésiculaire qui tapisse les surfaces adjacentes du
ligament capsulaire et du tendon de l'extenseur antérieur, est sans contredit l'une des synoviales articulaires
qui offrent le plus souvent des dilatations anormales;
ce qui me semble devoir être attribué, d'une part, à ce
que cette membrane se trouve être fort peu soutenue
dans tous les points où ces dilatations se font le plus souvent observer, sur les côtés de la face postérieure du canon, par exemple, et que, d'autre part, elle est aussi
plus exposée que beaucoup d'autres à éprouver des distensions, soit pendant la station, soit pendant la marche.

Différences. Dans le *bœuf*, l'obliquité des deux surfaces articulaires métacarpiennes, jointe à la courbe plus
étendue et plus saillante que décrit dans chacune d'elles,
celui des deux condyles qui se trouve le plus rapproché
de l'axe du canon, expliquent, d'une part, la divergence
habituelle des deux doigts, et d'autre part, la concen-
tration du poids du corps sur les supports élastiques
representés par les diverses parties du vaste appareil ligamenteux qui répond à l'espace inter-digité.

Les deux ligaments latéraux qui occupent, l'un en dehors, l'autre en dedans, les extrémités de la double
jointure métacarpo-phalangienne, ne s'insèrent inférieurement qu'à la première phalange, et non comme dans le
cheval, à l'un et à l'autre des sésamoïdes en même temps.

Chacun des deux autres ligaments latéraux, que nous
appelerons *médians*, pour les distinguer des précédents, est aplati, de forme triangulaire, situé dans le
fond de l'espace inter-digité, tapissé sur ses deux faces
par la synoviale articulaire, et séparé de celui de la jointure opposée par les cordons *médians* du ligament sésamoïdien supérieur.

La capsule fibreuse articulaire à laquelle les ligaments latéraux se réunissent comme dans le cheval, est constituée en regard de chacun des deux condyles qui sont le plus rapprochés de l'axe du canon, par une masse fibro-cartilagineuse qui rappelle tout à fait, au moins quant à sa position et à ses usages, le petit os sésamoïde que l'on rencontre au même point dans les animaux carnassiers : à la surface externe de cette petite masse se remarque une coulisse dans laquelle glisse le tendon de l'un des muscles extenseurs.

Les autres ligaments auxquels les sésamoïdes servent d'insertion commune, peuvent être distingués, comme dans le cheval, en *supérieur*, *inférieur*, *latéraux* et *inter-sésamoïdiens;* ces derniers seuls ne présentent aucune différence.

Les *ligaments sésamoïdiens latéraux*, au nombre de deux seulement pour la double articulation métacarpophalangienne, sont beaucoup plus épais et plus forts que dans les monodactyles, mais du reste, disposés de la même manière.

L'appareil *ligamenteux sésamoïdien inférieur*, se compose de plusieurs faisceaux épais et courts, dont l'ensemble répète assez bien le ligament sésamoïdien profond des animaux monodactyles. Un de ces faisceaux, situé sous le ligament sésamoïdien latéral correspondant, se réunit à son insertion supérieure à une des branches du ligament suspenseur du boulet; un autre, de même forme à peu près, et affecté à l'assujétissement de chacun des sésamoïdes médians, se confond à ses insertions avec le ligament inter-digité supérieur; un troisième enfin, intermédiaire aux deux premiers, est constitué comme dans les monodactyles par plusieurs bandelettes de fibres blanches, entrecroisées en sautoir d'un côté à l'autre.

Le *ligament sésamoïdien supérieur*, beaucoup plus
vaste encore que dans les monodactyles, se termine inférieurement par huit branches placées de front l'une à
côté de l'autre. Quatre de ces branches, les plus courtes,
mais les plus épaisses, s'insèrent aux os sésamoïdes dont
elles complètent la surface articulaire, et répètent très
exactement, deux à deux, le principal mode d'insertion
du ligament sésamoïdien supérieur des monodactyles,
avec cette différence cependant, que les deux plus excentriques de ces quatre cordons se prolongent jusque sur
les côtés de la première phalange, et que les deux autres
entremêlent quelques unes de leurs fibres avec celles du
ligament inter-digité supérieur.

Des quatre autres branches terminales du ligament
suspenseur du boulet, deux correspondent à l'axe du métacarpien et les deux autres aux côtés de ce même os.

A. Les deux premières, que nous appellerons *médianes* pour les distinguer des deux autres, après un trajet
d'un pouce environ, se réunissent pour former un seul
cordon falciforme qui se dirige aussitôt en avant, pénè-
tre dans l'échancrure métacarpienne qu'il traverse au milieu des ligaments latéraux médians, y reçoit sur ses deux
faces et sur son bord antérieur un revêtement de la synoviale articulaire, adhère par son bord postérieur aux
ligaments, inter sésamoïdien, et inter-digité supérieur,
après quoi les deux faisceaux qui composent ce cordon
ligamenteux se séparent, et vont, en s'enroulant obliquement et en sens inverse sur la première phalange,
gagner, le tendon de l'extenseur principal de la région
digitée auquel ils se réunissent.

B. Les deux autres branches d'insertion du ligament
suspenseur du boulet, les plus excentriques et les plus
minces de toutes, vont en croisant obliquement la direc-

tion des ligaments sésamoïdiens, et métacarpo-phalangiens latéraux , se réunir comme les précédentes au tendou de l'extenseur principal des phalanges qu'elles atteignent à son bord externe.

Par leur origine , leur insertion et leurs usages , ces quatre dernières branches du ligament sésamoïdien supérieur répètent, comme on le voit très-exactement deux à deux, l'autre mode de terminaison que présente ce même ligament dans les animaux monodactyles.

Dans les didactyles comme dans les solipèdes, cette vaste soupente ligamenteuse se réunit en haut avec le ligament postérieur commun aux diverses articulations du carpe, sur ses côtés avec une expansion aponévrotique qui enveloppe les tendons fléchisseurs , et de plus sur le côté externe avec le ligament qui attache l'os crochu aux deux métacarpiens.

Du milieu de la face postérieure de ce grand ligament suspenseur , on voit, en outre, se détacher une forte bride qui descend , s'élargit et se divise bientôt en deux branches. Chacune de celles-ci , après un trajet de quelques pouces , se réunit près des sésamoïdes au tendon du perforé , avec lequel elle concourt à former l'anneau que traverse le perforant. Cette large production ligamenteuse , qui n'est en réalité qu'une nouvelle feuille de plus dans l'espèce de grand ressort représenté par les tendons fléchisseurs et le ligament suspenseur du boulet, rappelle tout-à-fait la corde fibreuse demi-ronde qui, dans le cheval , se porte du ligament carpien postérieur au tendon du perforant qu'elle atteint vers le tiers supérieur du canon.

Dans les ruminants , il n'existe , pour les deux articulations métacarpo-phalangiennes, qu'une seule capsule synoviale, qui, sauf le revêtement spécial qu'elle fournit aux ligaments latéraux médians et aux cordon inter-digité du ligament suspenseur du boulet, affecte les mêmes dispositions essentielles que dans les monodactyles. Beaucoup plus puissamment affermie cependant chez le bœuf que chez le cheval, cette capsule s'y trouve être, par cela même, beaucoup moins exposée aux tiraillements de toute espèce. Aussi ses dilatations sont-elles infiniment rares, même dans le bœuf soumis comme le cheval au service pénible du *trait*.

Dans les *tétradactyles* irréguliers, la surface articulaire de chacun des os du métacarpe ne se trouve divisée en deux parties, par un relief médian, que dans ses deux tiers postérieurs; dans le reste de son étendue, cette surface a la forme d'un condyle. Du côté de la première phalange, une cavité glénoïdale unique, présentant cependant en arrière le vestige d'une division, répond spécialement à la partie condyloïde de la surface métacarpienne, et les sésamoïdes en emboîtent l'autre partie.

Dans le *porc*, la surface articulaire de chacun des deux principaux métacarpiens, n'offre point une obliquité aussi prononcée que dans les didactyles, aussi les deux doigts sur lesquels cet animal fait habituellemet son appui, sont-ils à peine divergents. Dans les deux autres os du métacarpe, les surfaces articulaires, sont configurées en trochlées obliques dans leur moitié postérieure, et en condyles dans le reste de leur étendue.

Dans tous les animaux tétradactyles, chaque articulation métacarpo-phalangienne a sa capsule synoviale propre.

Point de ligament *carpo* ou *métacarpo-sésamoïdien :* à sa place il existe, comme dans l'homme, un muscle de l'extrémité inférieure duquel émanent quatre languettes tendineuses dont les deux plus courtes s'insèrent aux sésamoïdes, à l'*instar* du ligament suspenseur du boulet des grands quadrupèdes; tandis que les deux plus longues, comparables en tous points à celles du même ligament, vont se réunir obliquement au tendon de l'extenseur principal des phalanges.

Deux faisceaux fibreux blancs entrecroisés en sautoir, attachent les sésamoïdes sur le contour de la surface articulaire phalangienne, et répètent très exactement les bandelettes médianes du ligament sésamoïdien profond des grands animaux domestiques.

Les ligaments *latéraux*, tant *sésamoïdiens* que *métacarpo-phalangiens*, offrent les mêmes dispositions essentielles que dans les *monodactyles* et les *didactyles* : il n'en est pas de même du ligament antérieur dans l'épaisseur duquel on rencontre toujours un os sésamoïde.

Il résulte évidemment de la configuration des surfaces de rapports, que, dans les *tétradactyles*, les articulations métacarpo-phalangiennes tiennent tout à la fois des condyliennes et des trochléennes, pour la structure comme pour les mouvements.

MÉCANISME DE L'ARTICULATION MÉTACARPO-PHALANGIENNE.

Cette articulation, au moyen de laquelle s'opère la transmission de tout le poids du corps sur le pied, nous offre, comme conditions de la grande solidité qui lui a été départie à cet effet :

1° Les grandes dimensions des plans par lesquels les os se correspondent;

2° L'étendue du contact habituel de ces plans;

3° Leur enclavement profond et même quelque peu réciproque;

4º La division de l'un de ces plans en trois pièces dans le jeu desquelles on doit bien admettre que le mouvement se décompose et se perde au moins en partie ;

5º Le nombre et la force des moyens d'union, auxquels les tendons extenseurs et fléchisseurs, mais plus particulièrement ces derniers, s'associent si admirablement bien pour former l'espèce de grand ressort coudé, sur lequel le corps fait son principal appui ;

6º Enfin, la direction inversement oblique des rayons articulaires d'où résulte un angle obtus ouvert en avant, dans lequel le mouvement représenté par le poids du corps doit nécessairement se décomposer et s'atténuer, puisque sa transmission directe aux sésamoïdes par la colonne métacarpienne, ne peut évidemment avoir pour premier effet que de fermer l'angle métacarpo-phalangien en faisant céder le ligament sésamoïdien supérieur et les tendons fléchisseurs qui, comme trois ligaments actifs, réagissent presque aussitôt pour reporter le mouvement ainsi décomposé sur la première phalange au moyen de laquelle il est définitivement transmis, mais non pas encore sans perte, sur l'espèce de voûte élastique que représente la partie du membre qui sert spécialement à l'appui.

Mouvements de l'articulation métacarpo-phalangienne.

Comme toutes les charnières parfaites, l'articulation métacarpo-phalangienne permet deux mouvements alternatifs et opposés, l'un de *flexion*, l'autre d'*extension*.

Flexion. La première phalange et les sésamoïdes roulent ensemble et comme une seule pièce, d'avant en arrière sur le double condyle métacarpien qui proémine

aussitôt en avant, et s'enveloppe du ligament capsulaire
dont il opère la distension ; tandis que les sésamoïdes,
remontés sur la face postérieure du métacarpien, viennent
combler le vaste cul de sac que forme la membrane synovi-
viale entre cet os et le ligament suspenseur du boulet.
Tous les moyens d'union et d'assujétissement postérieurs sont relachés ; le ligament antérieur, les tendons
des muscles extenseurs et les faisceaux profonds des ligaments latéraux, sont au contraire fortement tendus, et
imposent des limites au mouvement qui ne peut jamais
être porté au point que la région digitée fasse, en arrière, un angle droit avec le métacarpe.

La synovie refoulée en haut, distend et fait bour-
soufler la synoviale sur les côtés de l'intervalle qui
sépare le ligament suspenseur du boulet de la face
postérieure du métacarpien, c'est à dire précisément aux
deux points où cette membrane, beaucoup moins soutenue qu'elle ne l'est partout ailleurs, présente assez
souvent de ces dilatations connues en vétérinaire sous le
nom de *molettes* [1].

Extension. La région digitée, décrivant un arc de
cercle d'arrière en avant et de haut en bas, vient former
avec le métacarpe, un angle obtus ouvert en avant ; le
ligament antérieur relâché, est soulevé par les tendons
extenseurs, tandis que les ligaments postérieurs et les
tendons fléchissenrs, fortement distendus, imposent des
bornes au mouvement conjointement avec les faisceaux
superficiels des ligaments latéraux ; or, suivant que le

---

[1] Les molettes articulaires sont cependant beaucoup moins communes que celles de la gaine tendineuse sésamoïdienne : ce qui me
paraît devoir être attribué à ce que cette dernière capsule étant plus
excentrique et moins soutenue, se trouve, par cela même plus sujette
que l'autre, aux tiraillements qui sont une des causes les plus ordinaires
de ces sortes d'affections,

grand appareil d'assujétissement et de soutien postérieur sera plus ou moins extensible, et que, conséquemment, il cédera peu ou beaucoup sous le poids du corps, l'extension sera portée plus ou moins loin, et il pourra même arriver qu'elle le soit au point que la région digitée fasse un angle droit avec le métacarpe, ainsi qu'on l'observe souvent dans les jeunes animaux.

Quelque parfaite du reste que soit la charnière métacarpo-phalangienne, la *flexion* et l'*extension* ne sont pas rigoureusement les seuls mouvements dont elle jouisse; car aux limites de la flexion, cette articulation permet une inclinaison en dehors et en dedans, très légère à la vérité, mais assez appréciable cependant pour que nous ayons cru utile d'en faire mention, afin de prémunir contre toute erreur de diagnostic.

ARTICULATIONS INTER-PHALANGIENNES.

Ces articulations, au nombre de deux seulement dans les monodactyles, appartiennent à la classe de celles dites condyliennes.

ARTICULATION DE LA PREMIÈRE PHALANGE AVEC LA SECONDE.

Surfaces articulaires. L'extrémité inférieure de la première phalange, aplatie d'avant en arrière, est partagée, par une gorge évasée, mais peu profonde, en deux condyles, dont l'externe est le plus petit[1]. La seconde phalange présente deux cavités glénoïdales sépa-

---

[1] Eu égard à la précision des mouvements que les deux premières phalanges exécutent l'une sur l'autre, il serait peut-être plus exact de rapporter la forme de leur surface articulaire à celle dite trochléenne.

rées par un relief médian antéro-postérieur qui répond à la gorge inter-condylienne de la première.

Moyens d'union. Ce sont trois ligaments, un *postérieur* et deux *latéraux* auxquels il convient encore d'ajouter les tendons des muscles extenseurs et fléchisseurs, qui assujétissent l'articulation sur ses deux faces opposées.

Le *ligament postérieur* épais, et très dense, complète tout à la fois la surface articulaire de la seconde phalange et la poulie de renvoi, ou l'espèce de sésamoïde fixe sur lequel appuie, et frotte le tendon du fléchisseur profond.

Fixé en bas sur le contour du plan articulaire de la seconde phalange, ce ligament s'attache en haut sur la face postérieure de la première, par plusieurs faisceaux dont les plus longs embrassent le ligament sésamoïdien inférieur superficiel qui leur est continu, et se réunit par ses bords, tant avec les ligaments latéraux, qu'avec les deux branches d'insertion de la corde tendineuse du fléchisseur superficiel. La face antérieure de ce ligament (encore appelé dans l'homme ligament *glénoïdien*), est bi-concave, et se moule sur la partie postérieure du plan articulaire de la première phalange ; sa face postérieure, disposée en coulisse, est tapissée par la synoviale qui facilite le glissement du tendon perforant avec lequel ce ligament se trouve en rapport.

Les ligaments latéraux, distingués en *externe* et *interne*, sont deux larges faisceaux, obliques en arrière et en bas, qui du pourtour des condyles de la première phalange où ils sont implantés, descendent en s'unissant, d'un côté au ligament postérieur, de l'autre au tendon de l'extenseur qui les recouvre en partie, pour s'insérer à la fois à la seconde phalange et au petit sésamoïde.

Point de ligament capsulaire antérieur, le tendon élargi de l'extenseur en tient lieu.

Synoviale. Cette membrane fort peu étendue, mais puissamment affermie de toutes parts, tapisse le tendon de l'extenseur, les ligaments latéraux, le ligament postérieur, et se prolonge au dessus de ce dernier en formant un petit cul de sac que distend la synovie dans le mouvement de flexion.

Différences. Dans les autres animaux domestiques, chaque articulation de la première phalange avec la seconde, composée, comme dans les monodactyles : de deux surfaces configurées en trochlées, légèrement obliques : de deux ligaments latéraux : d'un ligament postérieur ou *glénoïdien*, nous offre en plus, dans les différentes espèces *tetradactyles*, une capsule fibreuse antérieure dont le centre, est constitué par un petit noyau fibro-cartilagineux qui répète tout à fait, au moins par sa position et ses usages, l'os sésamoïde antérieur de chacune des jointures métacarpo-phalangiennes.

Dans les *didactyles*, les deux phalanges supérieures ou métacarpiennes, sont maintenues rapprochées et solidement unies entre elles dans le tiers supérieur de leur étendue environ, par un ligament dont les faisceaux, entrecroisés obliquement d'un côté à l'autre, sur la ligne médiane de l'espace inter-phalangien, s'implantent sur toute la portion rugueuse des surfaces par lesquelles ces deux os se correspondent sans se toucher.

Ce ligament que nous appellerons *inter-digité supérieur* pour le distinguer de celui qui unit les deux phalanges onguéales l'une avec l'autre, se rencontre également dans le *porc ;* mais seulement, entre les phalanges métacarpiennes des deux grands orteils, dont il borne l'écartement davantage que dans les didactyles, en raison de son insertion beaucoup plus rapprochée de l'extrémité inférieure des os auxquels il est interposé.

MÉCANISME DE L'ARTICULATION DES DEUX PREMIÈRES PHALANGES ENTRE ELLES.

Cette articulation, à la solidité de laquelle contribue si puissamment le vaste appareil ligamenteux et tendineux qui l'environne de toutes parts, permet, mais dans des limites très restreintes, des mouvements de *flexion*, et d'*extension*, auxquels s'adjoint une *inclinaison latérale* encore plus bornée.

Flexion. La seconde phalange glisse d'avant en arrière sur l'extrémité inférieure de la première, et ces deux courts rayons se sont à peine inclinés l'un sur l'autre, de manière à former un angle obtus ouvert en arrière, que le mouvement se trouve arrêté : d'un côté, par le tendon de l'extenseur, et par les faisceaux antérieurs des ligaments latéraux qui sont alors fortement distendus ; et du côté opposé par le ligament *glénoïdien* que ses faisceaux d'attache supérieurs empêchent de remonter sur la face postérieure de la première phalange.

Dans l'*extension*, la seconde phalange glisse en sens inverse sur la première : le ligament glénoïdien, les fibres postérieures des ligaments latéraux, les tendons des muscles fléchisseurs, et, plus particulièrement, celui du fléchisseur superficiel, qui répète assez bien ici le ligament suspenseur du boulet, considérablement distendus, arrêtent le mouvement à la continuité rectiligne des deux rayons, qui conservent cette position tant que dure l'appui du pied sur le sol.

Bien que la configuration des surfaces articulaires soit telle, qu'elle semble au premier abord devoir s'opposer à tout mouvement de latéralité, on ne peut cependant méconnaître que ces surfaces ne puissent, attendu leur emboîtement peu profond, exécuter un léger pivotement de droite à gauche et de gauche à droite; mais pendant la flexion seulement; car dans l'extension tout mouvement de latéralité eût évidemment compromis la sûreté de l'appui.

C'est au pourtour de cette articulation, de laquelle elles gênent toujours le jeu, et plus spécialement encore aux points d'implantation des ligaments latéraux, que se développent ces tumeurs osseuses connues en vétérinaire sous le nom de *formes.*

ARTICULATION DE LA SECONDE PHALANGE AVEC LA TROISIÈME.

Encore appelée articulation du pied.

Surfaces articulaires. La supérieure, dont la configuration est absolument identique à celle qui termine inférieurement la première phalange, se compose de deux condyles que sépare une gorge plus prolongée dans le sens de l'extension que dans le sens de la flexion.

La surface articulaire inférieure est brisée en deux pièces biconcaves, l'une phalangienne, l'autre sésamoïdienne, de la réunion desquelles résultent deux cavités glénoïdales, qui, à part leur grande obliquité en arrière et en bas, ressemblent d'ailleurs assez exactement à celles que présente supérieurement la seconde phalange.

Moyens d'union. Ce sont quatre ligaments *latéraux,* deux *antérieurs,* deux *postérieurs* et un ligament *interosseux,* auxquels il convient encore d'ajouter les tendons qui recouvrent l'articulation sur ses deux faces.

Le *ligament inter-osseux,* dont l'étude nécessite l'ablation préalable du tendon fléchisseur qui le recouvre,

unit étroitement le petit sésamoïde à la dernière phalange. Formé de fibres très courtes qui s'implantent
par leurs extrémités sur toute la partie rugneuse des facettes par lesquelles la phalange et le sésamoïde se mettent en rapport, ce ligament répond par sa face supérieure à la synoviale de l'articulation, et par sa face opposée à celle qui facilite le jeu du tendon fléchisseur
profond, enfin et plus immédiatement encore à une
anastomose des veines plantaires [1].

Ligaments latéraux antérieurs. — Ce sont deux faisceaux aplatis, courts, épais et très denses, qui, des
empreintes que présente sur ses côtés la seconde phalange, descendent obliquement en arrière sur la troisième à laquelle ils s'insèrent, en comblant de leur irradiations les deux rainures creusées près, et en avant de
l'éminence sur laquelle sont attachés deux grands fibro-cartilages auxquels ces ligaments s'associent de telle
façon qu'il devient souvent difficile, même sur le cadavre et après une dissection très minutieuse, de préciser
au juste où l'un commence et où l'autre finit. Que l'on
juge, d'après cela, si elle doit être délicate, l'opération
dans laquelle on se propose d'enlever la *totalité* d'un de
ces fibro-cartilages sans intéresser le ligament antérieur
correspondant, dont la simple entamure peut avoir les
conséquences les plus graves?

B. Les *ligaments latéraux postérieurs* dont la destination principale nous semble absolument la même que celle
du ligament suspenseur du boulet, offrent plus de longueur, mais une épaisseur, et une densité beaucoup
moindres que les *antérieurs*, en arrière desquels ils descendent en suivant la même direction. Chacun de ces

[1] C'est en traversant ce ligament que les *clous* de *rue* pénètrent parfois dans l'articulation du pied.

ligaments se compose de deux ordres de fibres, de la réunion desquelles résulte un faisceau aplati, qui, après un court trajet entre la synoviale de l'articulation tapissant sa face antérieure et celle du tendon fléchisseur qui revêt sa face opposée, atteint le petit sésamoïde, s'insère à cet os et lui forme avec le ligament du côté opposé une espèce de bordure qui augmente l'étendue de sa surface sur laquelle glisse le tendon du fléchisseur profond de la région digitée.

Ses fibres les plus longues, de couleur grisâtre, et éminemment élastiques, naissent des ligaments latéraux de l'articulation des deux premières phalanges, tandis que les plus courtes procèdent de la seconde phalange à quelques lignes en arrière de l'attache supérieure des ligaments latéraux antérieurs. L'artère plantaire, le cordon nerveux du même nom, et de grosses branches veineuses traversent la couche fibro-cellulaire élastique qui sépare ces ligaments des cartilages latéraux de l'os du pied.

Synoviale. Les rapports presque immédiats de cette membrane avec les fibro-cartilages précités à l'endroit où elle correspond à l'intervalle qui sépare les ligaments latéraux antérieurs des postérieurs, le boursouflement qu'elle forme pendant la flexion en ce même point, où elle est fort peu soutenue, et les dilatations anormales [1] qu'elle y présente assez souvent, sont autant de dispositions qu'il est de la plus haute importance de bien connaître, puisqu'elles indiquent quelles devront être toutes les précautions à prendre pour extirper les fibro-cartilages latéraux de l'os du pied, sans courir le risque d'intéresser cette capsule.

[1] Ces hydarthroses, qui acquièrent quelquefois un développement très considérable, ne seraient-elles pas la cause de quelques-unes de ces boiteries continues dont la nature et le siège restent entièrement ignorés pendant la vie?

Différences. Dans les *didactyles*, les surfaces articulaires, configurées en trochlées, obliques en arrière et en bas comme dans les solipèdes, offrent en outre, une inclinaison vers l'axe du membre qui a bien évidemment pour effet, de rejeter le poids du corps du côté de l'espace inter-digité, où se trouvent des soupentes ligamenteuses qui en produisent la décomposition et l'atténuation. La surface articulaire inférieure se trouve également brisée en deux pièces, dont le mode d'union est absolument le même que dans les monodactyles.

Le *ligament latéral antérieur*, beaucoup moins fort que dans le cheval, se confond par son bord antérieur avec le tendon du principal extenseur de la région digitée, et par son bord opposé, avec une longue corde fibreuse qui descend du boulet sur l'extrémité postérieure de la dernière phalange.

Deux autres *ligaments latéraux* occupent la face de l'articulation qui répond à l'espace inter-digité, et opposent leur résistance simultanée au poids du corps qui, attendu l'inclinaison des plans articulaires, fait constamment effort de ce côté pendant l'appui.

A. Le plus considérable de ces deux ligaments, étendu obliquement en arrière et en bas de l'extrémité inférieure de la première phalange, au côté interne de la troisième, se confond par son bord postérieur, avec le ligament latéral correspondant de la première articulation phalangienne au devant duquel il se trouve placé.

B. L'autre ligament latéral, situé par dessous le précédent et beaucoup plus court, s'insère sur le contour des plans de rapport des deux dernières phalanges, et recouvre immédiatement la synoviale de l'articulation.

Un autre *ligament* jaune élastique et de forme rubanée, situé sur le devant de l'articulation et dérobé en partie par le tendon de l'extenseur médian, se porte obliquement en avant et en bas de la seconde phalange à l'éminence pyramidale que présente la troisième sur le milieu de son bord supérieur.

Dans ces mêmes animaux didactyles il n'existe, à proprement parler, qu'un ligament latéral postérieur qui s'étend obliquement en avant et en bas de la seconde phalange, à l'extrémité la plus excentrique du petit sésamoïde. Ce faisceau ligamenteux dont les usages sont d'ailleurs les mêmes que dans le cheval, offre ceci de très remarquable, qu'il est jaune et élastique dans sa moitié supérieure, tandis qu'il est au contraire blanc et inextensible dans le reste de son étendue.

Ligament inter - digité inférieur, formé de plusieurs faisceaux qui s'entrecroisent en X dans le milieu de l'espace inter-digité, ce ligament unit entre elles les deux phalanges onguéales, et en borne l'écartement ; en rapport, d'un côté avec la peau et de l'autre, avec un coussinet adipeux qui remplit une partie de l'espace inter-digité, ce ligament s'attache, par ses extrémités, sur les petits sésamoïdes, ainsi que sur chacune des deux dernières phalanges, recouvre le tendon du fléchisseur profond, et se réunit d'une part, avec le tendon du principal extenseur de la région digitée, et d'autre part, avec cette espèce de ligament suspenseur qui descend à partir du boulet, entre la peau et les tendons fléchisseurs, jusque sur la dernière phalange.

Dans le *porc*, les surfaces articulaires disposées comme dans les didactyles, sont assujéties dans leurs rapports mutuels par quatre ligaments, dont deux *latéraux*, un *antérieur* et l'autre *postérieur*.

Le *ligament latéral antérieur*, disposé comme dans les didactyles, recouvre tout le côté de l'articulation.

L'autre *ligament latéral*, directement opposé à celui-ci, se réunit par son extrémité supérieure, au ligament latéral correspondant de la première articulation phalangienne, et s'insère par son extrémité opposée, tant sur la phalange onguéale que sur le petit sésamoïde.

Le *ligament élastique antérieur*, dont la disposition est la même que dans les didactyles pour les articulations des deux grands orteils qui servent à l'appui, manque complètement dans celles des deux autres doigts.

Le *ligament latéral postérieur*, réuni supérieurement comme dans les monodactyles, au ligament latéral correspondant de la première articulation phalangienne, s'implante inférieurement sur la dernière phalange et sur le petit sésamoïde.

Parmi les différences que présente dans le *chien*, chacune des dernières articulations phalangiennes qui ont d'ailleurs beaucoup de ressemblance avec celles du porc, nous nous contenterons de signaler :

1° Le renversement en arrière de la troisième phalange sur la seconde, renversement tel, que ces deux os forment entre eux un angle droit ouvert en avant et en haut ;

2° La manière dont la surface trochléenne de la seconde phalange, se prolonge en avant et en haut, pour favoriser le renversement de la troisième, lequel a pour objet de tenir l'ongle relevé et d'empêcher ainsi qu'il ne s'use en pure perte, pendant l'appui de la patte sur le sol.

3° Le *double ligament antérieur*, jaune et élastique, à la tension duquel est dû ce renversement habituel de la phalange onguéale ;

4° Enfin, le remplacement du petit sésamoïde par une masse fibro-cartilagineuse qui forme la couche la plus profonde de chacun de ces coussinets élastiques, nommés *tubercules plantaires*, sur lesquels l'animal fait son appui.

Dans le *chat* la rétraction des ongles s'opère par le même mécanisme que dans le chien, seulement elle est portée beaucoup plus loin ; attendu que le renversement de la troisième phalange sur la seconde au lieu d'être direct se fait de côté et suivant une obliquité telle, que l'ongle vient se loger entre deux doigts.

MÉCANISME DE L'ARTICULATION DU PIED.

Flexion, *extension*, *inclinaison latérale*, et *circumduction*, tels sont les divers mouvements que permet cette *condylarthrose*, dont la solidité reconnaît pour conditions essentielles :

1° La largeur des plans de rapport ;

2° L'étendue de leur contact habituel, surtout pendant l'appui ;

3° Leur enclavement réciproque, quoique assez peu profond ;

4° Enfin, la division en deux pièces de celui de ces plans qui sert de support à tout l'édifice, et l'obliquité de ces pièces, telle, que la partie du poids du corps qu'a à supporter la plus antérieure, se trouve immédiatement reportée sur la postérieure, qui tire alors sur ces deux liens les allonge, s'abaisse et fait céder le tendon du fléchisseur profond, en mettant en jeu l'extensibilité des fibres musculaires dont cette corde tendineuse sert à transmettre l'action. A ces conditions de solidité que l'on pourrait appeler directes, ne convient-il pas d'en ajouter une autre, qui, quoique moins immédiate, sans doute, n'en est pas moins réelle pour cela, je veux parler de l'espèce de ceinture contentive formée par le sabot dans lequel toute l'articulation est contenue.

Flexion. Le petit sésamoïde et l'os du pied roulent ensemble et comme une seule pièce d'avant en arrière sur la seconde phalange ; la capsule articulaire , dilatée par la synovie qui se trouve refoulée en haut, vient faire hernie entre les deux ligaments latéraux [1], et le mouvement est bientôt arrêté tant par la tension qu'éprouve le tendon qui recouvre antérieurement l'articulation , que par la rencontre du petit sésamoïde avec la face postérieure de la seconde phalange.

Extension. Les deux pièces articulaires inférieures glissent d'arrière en avant sur la supérieure ; les ligaments latéraux postérieurs , ainsi que le tendon du fléchisseur profond , se distendent fortement , et le mouvement s'arrête à la continuité rectiligne des deux rayons qui conservent cette position tout le temps que dure l'appui du pied sur le sol.

Inclinaisons latérales. Ces mouvements qui consistent en un léger pivotement d'un côté à l'autre des deux pièces osseuses inférieures sur la supérieure, s'exécutent beaucoup plus librement dans la flexion que dans le mouvement opposé.

ARTICULATIONS DU BASSIN.

Elles comprennent les articulations *lombo-sacrée*, *sacro-coccygienne*, et *inter-coccygiennes* déjà connues; de plus les symphyses *sacro-iliaque* , et *ischio-pubienne* qui nous restent à étudier.

---

[1] De là la nécessité de tenir l'articulation du pied dans la plus grande extension possible, lors de l'extirpation du fibro-cartilage latéral, si l'on veut courir moins de chances d'intéresser cette capsule.

+ ARTICULATION SACRO-ILIAQUE.

Pour constituer cette double amphiarthrose le sacrum
est enclavé à la manière d'un coin entre les deux coxaux.

Les *Surfaces articulaires* obliques, en dedans suivant
leur diamètre antéro-postérieur, et en dehors suivant
leur diamètre vertical, qui est le plus petit, ont la forme
d'un triangle scalène, dont le côté le plus long serait
tourné en dehors, et présentent chacune deux parties distinctes : l'une *contiguë*, l'autre *continue*.

A. La partie *contiguë*, postérieure à la partie adhérente qui la surpasse de beaucoup en étendue, est tantôt
oblongue, tantôt irrégulièrement triangulaire, mais toujours déchiquetée sur son contour ; une couche très
mince de cartilage, en revêt les nombreuses sinuosités.

B. La partie *continue* de chaque plan articulaire, dépourvue de cartilage diarthrodial, et hérissée d'une
foule de petites aspérités destinées à des implantations ligamenteuses, comprend : pour le sacrum, toute la partie
de la face supérieure des angles située en avant du plan
de contiguité, et pour le coxal, la moitié au moins de
l'espace compris entre sa surface diarthrodiale et le bord
lombaire de l'ilium.

Moyens d'union. Cette articulation est assujétie par
une multitude de faisceaux fibreux qui peuvent être
rapprochés de manière à constituer trois ligaments que
nous appellerons : l'un, *sacro-iliaque*, et les deux autres
ilio-sacrés. A cet appareil d'union, nous joindrons encore le grand ligament *sacro-sciatique* qui complète les
parois latérales de la cavité pelvienne.

1° *Le ligament sacro-iliaque* est le plus vaste et le plus
puissant des trois premiers moyens d'union ; il enveloppe

l'articulation sur toutes ses faces, s'interpose sans s'interrompre, entre les plans de rapport, et s'implante de
part et d'autre sur les aspérités que présentent ces plans
dans leur partie continue.

La portion inférieure de ce ligament, étendue d'avant
en arrière de l'angle du sacrum au bord ischiatique de
l'ilium, et recouverte par le muscle iliaco-trochanti-
nien, correspond au *ligament sacro-iliaque antérieur* de
l'homme : elle est formée de faisceaux superposés et entrecroisés en sautoir qui laissent entre eux de petits intervalles remplis de graisse.

La portion supérieure beaucoup plus considérable que
la première en largeur et en épaisseur, est analogue au
ligament sacro-iliaque postérieur ou *inter-osseux* de
l'homme ; les faisceaux dont elle se compose, entrecroisés dans divers sens et entrecoupés par des fentes
vasculaires et des intervalles remplis de graisse, se dirigent les uns verticalement, et les autres, en plus grand
nombre, obliquement du sacrum à la surface iliaque
qu'ils couvrent de leurs irradiations.

De la réunion de tous ces trousseaux fibreux dont la
longueur va en diminuant graduellement d'avant en
arrière, résulte un vaste appareil d'union, de forme prismatique, que recouvre le muscle ilio-spinal à son origine.

2° *Ligaments ilio-sacrés.* Nous les distinguerons, eu
égard à leur position respective, en *supérieur* et en *inférieur*.

A. Le *ligament ilio-sacré supérieur*, épais et funiculaire,
se porte horizontalement de l'angle supérieur et interne
de l'ilium à l'épine sus-sacrée, sur laquelle il se prolonge
et s'attache, en se réunissant avec celui du côté opposé.

B. Le *ligament ilio-sacré inférieur*, de forme membraneuse, s'étend verticalement, de l'attache supérieure du

ligament sacro-ischiatique dont il semble n'être qu'un prolongement, au bord interne de l'ilium ainsi qu'à l'épine sus-sacrée où il se réunit avec le ligament ilio-sacré supérieur : formé de fibres obliques, en arrière et en bas, réunies en faisceaux d'une assez grande épaisseur, ce ligament répond en dehors au grand fessier, et en dedans au muscle sacro-coccygien supérieur.

Membrane synoviale. Cette capsule d'une très petite étendue, et qui ne fournit de synovie que la quantité à peine suffisante, pour humecter les parties contiguës des plans articulaires, se trouve puissamment affermie sur tout son contour extérieur par les deux portions du ligament sacro-iliaque dont elle tapisse les faisceaux les plus profonds.

3° *Ligament sacro-sciatique ou ischiatique.* Tendu obliquement en dehors et en bas, sur les côtés de la cavité du bassin dont il complète l'enceinte, ce ligament constitue une large expansion quadrilatère, formée de fibres blanches qui se superposent et s'entrecroisent en différents sens. Attachée supérieurement sur les côtés du sacrum et des deux premiers os coccygiens, par une succession de faisceaux qui se réunissent à ceux du ligament ilio-sacré inférieur, cette espèce de grande aponévrose inter-osseuse s'implante inférieurement sur le bord ischiatique, et plus en arrière, sur la crête dite sus-cotyloïdienne, puis elle se détache, embrasse l'obturateur interne, va s'insérer ensuite sur la tubérosité ischiale, et se termine enfin à la surface du demi-membraneux. Sa face externe, parcourue d'avant en arrière par les nerfs grand, et petit fémoro-poplités, donne attache aux muscles grand fessier, long vaste, et biceps de la jambe; sa face interne, tapissée dans son tiers antérieur par le péritoine, est dans le reste de son étendue en rapport avec les muscles ischio-coccygien, et ischio-anal qui y prennent leur origine.

Des deux grandes ouvertures que circonscrit l'expansion membraneuse dont il s'agit, l'inférieure la moins spacieuse, donne passage à l'obturateur interne, et la supérieure aux vaisseaux et nerfs fessiers, ischio-musculaires, sciatiques, et honteux internes.

MÉCANISME DE L'ARTICULATION SACRO-ILIAQUE.

La largeur des plans articulaires; leur obliquité en deux sens différents, l'étendue de leurs rapports habituels; telles sont avec le nombre, la brièveté et la force de résistance des moyens d'union, les principales dispositions relatives à la grande solidité de cette articulation dont les mouvements, bien que des plus obscurs, n'en doivent pas moins être considérés comme très nécessaires, puisqu'on les voit persister pendant toute la vie des animaux, quelque prolongée qu'on la suppose. La soudure sénile du sacrum avec le coxal, doit donc être regardée comme un fait, sinon impossible, au moins comme excessivement rare.

ARTICULATION DES DEUX COXAUX ENTRE EUX,

ou *symphyse ischio-pubienne.*

Cette articulation, à laquelle on a réservé le nom de symphyse, nous offre, sous le triple rapport de sa structure, de son mécanisme et des changements que l'âge y apporte, la plus grande analogie avec celles qui composent la classe des synarthroses.

Deux *surfaces* de rapport allongées, étroites, sinueuses, garnies d'aspérités, et maintenues solidement accolées l'une à l'autre, par un cartilage intermédiaire qui s'ossifie toujours d'une manière complète, et même d'assez bonne heure, dans la plupart des animaux domestiques ; de plus une couche de fibres blanches qui s'entrecroisent d'un côté à l'autre sur les bords et sur les faces de la jointure, en y contractant des adhérences très étroites tant avec le cartilage d'interposition, qu'avec le périoste dont elles ne semblent être qu'une dépendance ; telles sont les diverses parties constituantes de cette articulation, qui ne nous offre qu'une mobilité des plus obscure, dépendant uniquement de la flexibilité du cartilage interposé aux surfaces, et qui, de même que les synarthroses avec lesquelles elle a tant d'analogie, devient tout à fait immobile lorsque l'ossification a envahi complètement le moyen d'union inter-osseux.

Différences. Dans les femelles des animaux *didactyles* et *tétradactyles*, l'ossification de ce cartilage d'interposition est beaucoup moins précoce que dans celles des monodactyles ; il est même telles de ces femelles, les *brebis* et les *vaches* par exemple, dans lesquelles cette ossification ne s'effectue que très tard, ou jamais.

ARTICULATIONS DU MEMBRE POSTÉRIEUR.

Elles comprennent les articulations : du bassin avec la cuisse, *coxo-fémorale ;* de la cuisse avec la jambe, *fémoro-tibiale* et *fémoro-rotulienne ;* celle des deux os de la jambe entre eux, *péronéo-tibiale*[1] ; l'articulation de la jambe avec le pied, *tibio-tarsienne ;* enfin celles des os

[1] Qu'il serait beaucoup plus logique d'appeler *tibio-péronière.*

du pied entre eux, ou les articulations *inter-tarsiennes*,
tarso-métatarsiennes, *inter-métatarsiennes*, *métatarso-
phalangienne*, et *inter-phalangiennes*.

ARTICULATION COXO-FÉMORALE,

Encore nommée articulation de la hanche.

Cette articulation, qui commande non seulement les
mouvements de la cuisse, mais encore ceux du membre
en entier, appartient au genre énarthrose, dont elle peut
être considérée comme le type.

Surfaces articulaires. Du côté du fémur, c'est une tête
allongée transversalement, et à peine détachée du reste
de l'os, représentant les deux cinquièmes environ d'un
ovoïde, dont la grosse extrémité, tournée en dedans,
porte une excavation dépourvue de cartilage diarthrodial dans laquelle s'implantent deux ligaments.

Pour le coxal, c'est la cavité dite cotyloïde qui, bien
que configurée de manière à emboîter exactement la
tête du fémur, n'offre cependant pas une profondeur
suffisante pour loger complètement cette éminence, qui
conséquemment la déborde en tous sens. L'ouverture de
cette cavité, dirigée obliquement en avant et un peu en
dehors, est circonscrite par un rebord ou sourcil ondu-
leux, sur le côté interne duquel se voit une échancrure
qu'une bride ligamenteuse convertit en trou. Dans le
fond de ce cotyle se remarque une arrière cavité de
forme irrégulière, dépourvue de cartilage, qui traverse
l'échancrure précédemment indiquée, et se continue
par un large sillon creusé obliquement sur la face inférieure du pubis ; les usages de cette arrière-cavité, que

remplit en partie un petit coussinet adipeux, sont, tout
à la fois d'empêcher que la tête du fémur ne vienne
heurter contre le fond si mince de la cavité cotyloïde,
et de faciliter le jeu des ligaments inter-articulaires à
l'un desquels elle sert de point d'implantation [1].

Ligament ou *bourrelet-cotyloïdien.* C'est un anneau
prismatique, qui complète, matelasse, protège, et régula-
rise tout à la fois le sourcil de la cavité cotyloïde; con-
tourné de dehors en dedans, et formé de fibres entrecroisées, ce ligament rétrécit l'ouverture de cette cavité, franchit d'un bord à l'autre la grande échancrure qu'elle présente du côté interne, et la convertit en une arcade dans
laquelle sont contenus les deux ligaments inter-articulaires, des divisions vasculaires, quelques filaments nerveux, un prolongement de la synoviale, et un petit coussinet
de tissu adipeux rougeâtre, qui environne le cul de sac que
forme cette membrane en se repliant sur elle-même pour
envelopper les deux ligaments précédemment indiqués.
Ce bourrelet ligamenteux, dont deux des faces et le
bord libre sont tapissés par la synoviale articulaire, offre,
sur les différents points du contour de la cavité cotyloïde, contre lesquels la tête du fémur vient habituellement heurter avec violence, une épaisseur beaucoup plus
grande que partout ailleurs [2].

---

[1] La transformation éburnée des surfaces articulaires de l'articulation coxo-fémorale, qu'elle soit ou non accompagnée de leur déformation, ne détermine pas toujours une irrégularité très sensible dans
les mouvements du membre, ainsi que je l'ai constaté plusieurs fois.

[2] Dans un cas d'ossification presque complète de ce *bourrelet*, le seul
que j'aie eu occasion d'observer, la cavité cotyloïde se trouvait tellement rétrécie à son ouverture que l'on éprouvait beaucoup de peine à
en faire sortir la tête du fémur qui s'y trouvait comme emprisonnée.

Moyens d'union. Ils se composent de trois ligaments, dont un *extérieur capsulaire,* et les deux autres *inter-articulaires.*

1° *Ligament capsulaire.* C'est ici, comme à l'articula-' tion scapulo-humérale. une espèce de grande gaîne à deux ouvertures, qui s'étend du pourtour de la tête du fémur, à la base du bourrelet cotyloïdien auquel elle se réunit. Formée de fibres d'un blanc terne, qui s'entrecroisent la plupart à angle droit, et fortifiée par un large faisceau qui vient, après s'être enroulé obliquement sur la face antérieure de l'articulation, s'épanouir à la surface des muscles ilio-rotulien et fémoral grêle, cette capsule ligamenteuse répond : en avant aux muscles droit et grêle antérieur de la cuisse, en arrière aux muscles obturateur interne, jumeaux, et pyramiforme réunis, en dehors au petit fessier, et en dedans à l'obturateur interne ; tous ces rapports, à l'exception du dernier, ont lieu par l'intermédiaire de masses adipeuses d'une assez grande épaisseur; par sa face interne, ce ligament est en rapport avec la membrane synoviale à laquelle il adhère intimement[1].

2° *Ligaments inter-articulaires.* Dans le cheval, qui nous sert de type de comparaison, et dans toutes les espèces du même genre, ces ligaments sont au nombre de deux : l'un est appelé *coxo-fémoral*, et l'autre *pubio-fémoral.*

---

[1] A l'autopsie d'un cheval qui avait été affecté d'une boiterie continue dont le siège et la nature étaient restés complètement ignorés pendant la vie, j'ai trouvé la capsule fibreuse coxo-fémorale ossifiée dans plusieurs points de son étendue : la pièce qui constate ce genre de lésion organique, dont il n'a nullement été fait mention jusqu'à ce jour, a été déposée dans le cabinet des collections de l'école.

A. Le *ligament coxo-fémoral*, que l'on a encore, mais
très improprement, nommé *ligament rond,* est aplati et de
forme triangulaire : attaché sur le côté interne de l'arrière-
fond que présente la cavité cotyloïde par plusieurs bandelettes rubanées, auxquelles la synoviale forme une enveloppe commune, ce ligament descend obliquement en
dehors, traverse l'échancrure cotyloïdienne, et s'insère,
après un trajet de quinze à dix-huit lignes environ, dans
l'excavation de la tête du fémur, en arrière du ligament
pubio-fémoral, auquel une couche de tissu cellulaire
condensé, et la membrane synoviale le tiennent accolé
dans toute son étendue.

B. Le *ligament pubio-fémoral*, beaucoup plus long et
plus fort que le précédent, est, ainsi que nous l'avons déjà
dit, particulier aux monodactyles. Né du vaste tendon
par lequel les muscles abdominaux s'insèrent au pubis,
ce ligament se dirige obliquement d'avant en arrière et de
dedans en dehors, traverse l'échancrure de la cavité cotyloïde, s'infléchit de haut en bas sur la bride fibreuse qui
convertit cette échancrure en trou, s'accole au ligament
coxo-fémoral, et va s'insérer avec lui dans l'enfoncement
rugueux creusé sur le côté interne de la tête du fémur ;
ainsi réunis ces deux ligaments jouissent d'une force de
résistance telle, que dans un effort violent les têtes des
deux fémurs ont pu se fracturer simultanément et par la
moitié, sans que ces ligaments aient paru avoir éprouvé
le moindre allongement [1].

Synoviale. Cette membrane, dont l'étendue est ici,

[1] Les pièces qui constatent ce fait si extraordinaire font depuis longtemps partie du cabinet des collections de l'école.

comme dans toutes les articulations diarthrodiales, proportionnelle à celle des mouvements, tapisse la capsule
fibreuse, les deux faces et le bord libre du bourrelet
cotyloïdien, la grande marge qui entoure la tête du fémur, l'arrière-fond de la cavité cotyloïde, une des deux
faces de la bandelette fibreuse qui convertit son échancrure en trou ; après quoi elle s'infléchit pour envelopper en commun les deux ligaments internes[1].

MÉCANISME DE L'ARTICULATION COXO-FÉMORALE.

Centre de tous les mouvements que le membre abdominal peut exécuter sur le bassin, cette articulation
offre, comme conditions essentielles de la grande solidité
dont elle jouit :

1° La largeur des plans de rapports ;

2° La profondeur de leur emboîtement ;

3° L'étendue de leur contact habituel ;

4° La force de résistance de leurs moyens d'union ;

5° Enfin, sa situation au milieu d'une masse épaisse
de muscles dont quelques uns lui servent en quelque
sorte de ligaments actifs.

Dans les animaux quadrupèdes, les principaux mou-

---

[1] Ne pourrait-il pas se faire que quelques unes de ces claudications,
dites de *vieux mal*, reconnussent pour cause un léger écartement des
surfaces articulaires, résultant de l'accumulation d'une quantité insolite
de synovie dans l'intérieur de cette capsule, qui, puissamment affermie de toutes parts, ne peut, par cela même, que très difficilement
se distendre.

vements de l'articulation coxo-fémorale sont : la *flexion* et l'*extension*, auxquelles s'adjoignent des mouvements beaucoup moins étendus d'*abduction*, d'*adduction*, de *circumduction*, et de *rotation*.

Flexion. La tête du fémur roule d'avant en arrière et de dehors en dedans sur sa cavité de réception, tandis que l'extrémité inférieure décrit d'arrière en avant et de bas en haut un arc de cercle qui a pour rayon la longueur de l'os. Le mouvement de flexion, le plus étendu de tous ceux que permette l'articulation coxo-fémorale, est favorisé, tant par la coupe oblique de la cavité cotyloïde, dont l'ouverture regarde à la fois en bas, en avant et en dehors, que par la projection de l'extrémité inférieure du fémur en dehors, projection qui a bien évidemment pour but d'empêcher la rencontre trop subite de la cuisse avec le ventre. Dans la flexion, la tête du fémur tend à sortir de sa cavité de réception en arrière, mais elle y est retenue par le ligament capsulaire, qui se trouve fortement distendu de ce côté.

Extension. C'est par un mécanisme inverse du précédent que s'exécute ce mouvement, dans lequel la tête du fémur roule d'arrière en avant et de dedans en dehors dans la cavité cotyloïde, pendant que l'extrémité inférieure du même os remonte en décrivant un arc de cercle en sens opposé.

La coaptation des surfaces est maintenue : par les ligaments articulaires qui se trouvent enroulé l'un sur l'autre et distendus : par le faisceau de renforcement de la capsule fibreuse, contre laquelle la tête du fémur vient faire effort : enfin par le muscle ilio-rotulien, qui,

comme un ligament actif, oppose une résistance proportionnelle à la tendance au déplacement ; aussi, malgré la
coupe oblique de la cavité cotyloïde, les luxations en avant
dont les causes les plus ordinaires sont des glissades en
arrière, ou mieux encore une chute sur le ventre, les
membres étendus, doivent-elles être considérées comme
des accidents extrêmement rares. On conçoit d'ailleurs
très bien que cette espèce de luxation ne puisse s'opérer
sans la rupture préalable de tous les moyens d'union [1].

Abduction et *adduction*. Circonscrits dans des limites
très étroites, ces deux mouvements d'opposition ont
pour effet une légère inclinaison, soit en dedans, soit
en dehors de la cuisse, ou plutôt du membre entier sur
le bassin.

Beaucoup plus restreinte encore que le mouvement
qui lui est opposé, l'*abduction* commence à peine
à s'effectuer qu'elle se trouve subitement arrêtée : en
dehors, par la rencontre du sourcil cotyloïdien avec le
support horizontal de la tête du fémur [2] : en dedans, par
les deux ligaments inter-articulaires, mais plus spécialement encore par le ligament pubio-fémoral, en raison
de son insertion à une distance plus grande du centre
de la tête du fémur.

Dans l'*adduction*, même mécanisme, mais en sens
inverse ; la tête du fémur glisse de dedans en dehors,

[1] J'ai déposé dans le cabinet de l'école un exemple de luxation
du fémur, survenue dans les circonstances que je viens d'indiquer :
tous les moyens de réduction avaient été mis en usage, mais inutilement,
et au moment où je fis opsie de l'animal, il existait déjà une fausse
articulation.

[2] Ce support correspond au *col* du fémur de l'homme.

dans sa cavité de réception, tandis que l'extrémité inférieure du même rayon s'incline vers la cuisse opposée, avec laquelle il s'effectue presque aussitôt une rencontre qui arrête le mouvement; mais à l'aide d'une extension, ou, ce qui est encore plus naturel, d'une flexion légère, l'adduction peut se prolonger davantage et être portée jusqu'au croisement des deux membres. Dans ce mouvement, la tête du fémur, détachée de sa cavité de réception du côté externe, fait effort sur les deux ligaments internes, qui bien que doués d'une force de résistance énorme, peuvent cependant céder et se rompre, si, dans cette attitude des surfaces articulaires, l'animal fait une chute sur le côté [1].

Dans la *circumduction*, qui n'est que la transition du rayon mobile par l'un des quatre mouvements précédemment indiqués, le membre tout entier décrit un cône dont la base répond à sa partie inférieure et le sommet au centre de l'articulation coxo-fémorale.

Rotation. Le fémur, dans un état moyen de flexion, pivote sur la demi-circonférence extérieure de sa tête, soit de dedans en dehors, soit de dehors en dedans : la semi-rotation en dehors, la plus étendue et la plus habituelle, accompagne toujours, comme on le sait, le mouvement de flexion.

Différences. Dans les *didactyles* et les *tétradactyles*, la forme plus régulièrement sphérique de l'éminence articulaire qui se trouve être en même temps plus détachée du reste de l'os ; l'insertion du ligament coxo-fémoral au

---

[1] J'ai été témoin d'une semblable rupture survenue dans les circonstances que j'indique.

centre de cette éminence; enfin l'absence complète du ligament pubio-fémoral, sont autant de dispositions qui expliquent très bien, selon nous, pourquoi certains mouvements de l'articulation coxo-fémorale, tels que ceux d'*abduction*, d'*adduction*, de *circumduction*, et de *rotation*, sont beaucoup plus faciles et plus étendus chez ces animaux que chez les monodactyles.

J'ajouterai de plus que le bœuf est de tous les animaux domestiques celui dans lequel le bourrelet cotyloïdien présente le plus d'épaisseur.

ARTICULATION FÉMORO-TIBIALE

(*Condylarthrose*).
Charnière imparfaite

Cette articulation, qui ne constitue qu'une des deux parties du vaste ginglyme résultant des rapports du fémur avec le tibia, d'une part, et avec la rotule de l'autre, peut être à juste titre regardée comme la plus volumineuse et la plus compliquée de toutes les jointures.

Surfaces articulaires. Du côté du fémur, ce sont deux condyles à peu près semblables pour la forme et le volume. Séparées l'une de l'autre par une échancrure profonde, et prolongées en arrière pour donner de l'étendue au mouvement de flexion, ces deux éminences sont en outre évidées antérieurement et en regard l'une de l'autre, pour pouvoir embrasser exactement la base de l'épine du tibia aux limites de l'extension.

Les surfaces articulaires du tibia de forme ovalaire, et légèrement convexes, se trouvent transformées en deux cavités glénoïdales, dont une externe et l'autre interne, par des fibro-cartilages qui doivent en être considérés comme le complément nécessaire.

L'épine qui sépare ces deux surfaces et les complète tout à la fois, creusée d'un large sillon antéro-postérieur dans lequel s'implantent des ligaments, est reçue dans l'échancrure inter-condylienne du fémur.

La surface diarthrodiale externe, un peu plus étendue que l'interne et plus inclinée en arrière, est en partie affectée au glissement du tendon d'origine du muscle poplité qui s'y enroule obliquement.

Parties complémentaires des plans de rapport. Ce sont, ainsi que nous l'avons déjà dit, deux *fibro-cartilages inter-articulairees* encore appelés *ménisques* ou *cartilages semi-lunaires.* Placés entre les surfaces articulaires, qu'ils ne séparent cependant pas complètement l'une de l'autre, ces fibro-cartilages représentent deux espèces de croissants qui s'opposent par leur concavité, où ils sont réduits à un bord tranchant, tandis qu'ils offrent une épaisseur de plusieurs lignes à leur contour extérieur. Concaves supérieurement pour s'accommoder à la convexité des condyles du fémur, et presque planes inférieurement pour s'adapter aux surfaces du tibia, ces fibro-cartilages sont tout à fait transformés en ligaments à leurs extrémités.

A. Le *fibro-cartilage interne* le moins épais, mais le plus large, s'attache antérieurement sur la base de l'épine du tibia, en regard de l'externe, et postérieurement entre les insertions des deux ligaments inter-articulaires.

B. L'externe implanté antérieurement dans une petite fosse creusée sur la base de l'épine du tibia, va se fixer postérieurement au fémur, ainsi qu'au tibia ; l'insertion sur le fémur se fait, au moyen d'un faisceau fibreux très épais qui remonte obliquement de dehors en dedans, en s'enroulant sur le condyle externe de cet os jusqu'au bord de l'échancrure inter-condylienne ; l'attache au tibia a lieu sur le contour de la surface articulaire externe, au moyen d'un faisceau ligamenteux rubané qui glisse obliquement de dehors en dedans et de haut en bas sur cette surface.

Moyens d'union. Ils se composent de cinq ligaments, dont deux *latéraux*, un *postérieur*, et deux *internes* encore nommés *ligaments croisés*, ou *inter-articulaires.* Distingués en antérieur et en postérieur

1° *Ligaments latéraux.* Ils sont distingués en *externe* et *interne.*

A. Le *ligament latéral externe*, le plus fort, mais le moins long, se présente sous l'aspect d'un gros cordon, arrondi dans son milieu et élargi à ses extrémités. Attaché par son extrémité supérieure au condyle externe du fémur, immédiatement au dessus du muscle poplité, ce ligament descend verticalement en s'accolant au tendon du muscle précité, qui le sépare du fibro-cartilage inter-articulaire externe, et s'insère, après un trajet de deux pouces environ, non sur la tubérosité externe du tibia, comme on pourrait le croire au premier abord, mais bien sur le péroné, qui ne paraît destiné, au moins dans les grands quadrupèdes domestiques, qu'à prolonger l'attache de ce ligament le long du tibia[1], et à lui former un point

[1] Et plus particulièrement dans le *bœuf*, chez lequel le péroné est entièrement ligamenteux.

d'insertion mobile, qui en permet ainsi le déplacement dans l'exercice de certains mouvements.

B. Le *ligament latéral interne*, large, mince et long de trois pouces environ, s'attache par son extrémité supérieure à une petite tubérosité située un peu au dessus de la surface de glissement du condyle interne du fémur. A partir de ce point il descend dans la même direction que le précédent sur le côté de l'articulation, adhère à la circonférence du fibro-cartilage interne, glisse ensuite sur le contour de la surface articulaire du tibia, et s'insère dans une étendue d'un pouce environ sur la face interne de cet os.

Ce ligament, dont l'insertion fémorale recouvre celle du muscle demi-membraneux, est en rapport par sa face superficielle, supérieurement avec la longue branche du biceps de la cuisse, et dans le reste de son étendue avec l'aponévrose commune aux muscles long, et court adducteur de la jambe.

Par leur rapprochement de la partie postérieure de l'articulation, les deux ligaments latéraux concourent à limiter l'extension; mais ils n'opposent aucun obstacle au mouvement de flexion; leur insertion à une assez grande distance des surfaces de glissement, peut être considérée comme une disposition éminemment favorable à l'exercice de certains mouvements, dont la libre exécution nécessite soit un déplacement, soit un simple changement de direction de ces ligaments.

2° Le *ligament postérieur* constitue une vaste expansion capsulaire moulée sur la face postérieure de l'articulation, et traversée par une multitude de ramifications vas-

culaires, tant artérielles que veineuses. Ce ligament est
formé de faisceaux fibreux qui, de la face postérieure du
fémur, où ils sont attachés par leur sommet, descendent
sous diverses inclinaisons pour gagner : les uns, les ligaments latéraux ; les autres, l'extrémité supérieure du
tibia, le ligament croisé postérieur, le tendon du poplité, le pourtour des ménisques, et quelques autres
enfin les brides qui attachent ces fibro-cartilages sur la
face postérieure du tibia. Indépendamment de tous ces
faisceaux, blancs et inextensibles, il existe encore, pour
chaque condyle, une espèce de petite calotte formée de
faisceaux jaunâtres élastiques qui se confondent avec les
premiers. Le ligament postérieur est en rapport, par le
centre de sa face externe, avec les vaisseaux poplités, et
sur ses côtés avec le muscle bifémoro-calcanéen.

3° *Ligaments croisés*, ou *inter-osseux*[1]. Situés dans la
grande échancrure inter-condylienne avec l'épine du
tibia, ces ligaments sont, ainsi que leur nom l'indique,
entrecroisés en sautoir d'avant en arrière. On les distingue en *antérieur* et en *postérieur*, par rapport à leur
insertion inférieure.

A. Le *ligament croisé antérieur*, le moins long et le
moins oblique[2] mais le plus fort des deux, traverse l'é-
chancrure inter-condylienne de haut en bas, d'arrière en
avant et de dedans en dehors. Il s'implante en haut sur
la partie du condyle externe adjacente à l'échancrure
qui le sépare de celui du côté opposé, et en bas dans une
excavation creusée sur le côté externe de l'épine du tibia.

[1] Encore nommés par Bichat *ligaments obliques.*
[2] C'est le contraire dans l'homme.

Les fibres de ce ligament, parallèles entre elles dans l'extension, se croisent en X pendant la flexion, et semblent alors former deux faisceaux distincts.

B. Le *ligament croisé postérieur*, dirigé obliquement de haut en bas, d'avant en arrière et de dehors en dedans, conséquemment en sens inverse du précédent, s'insère supérieurement dans le milieu de l'échancrure inter-condylienne, et inférieurement à une petite crête trans-versale qui est située sur la face postérieure du tibia, près du contour de sa surface articulaire interne, et sur la même ligne que l'excavation dans laquelle s'in-sère le ligament croisé antérieur.

Ces deux ligaments, que leur obliquité et leur rappro-chement de la partie postérieure de l'articulation, rendent surtout propres à borner le mouvement d'extension, sont unis au moyen d'un tissu cellulaire graisseux qui, par sa laxité, leur permet de jouer en ciseau l'un sur l'autre.

Moyens de glissement. Les *capsules synoviales*, au nombre de deux, l'une *externe*, l'autre *interne*, forment deux grands sacs qui n'ont habituellement, dans les mo-nodactyles, aucune communication entre eux ; cependant, chez les sujets avancés en âge et même dans les jeunes animaux, il n'est pas rare de voir l'une ou l'autre de ces capsules, et quelquefois les deux en même temps, com-muniquer assez largement avec celle de l'articulation fémoro-rotulienne, par une ou deux ouvertures demi-circulaires qui se font remarquer au point où les con-dyles du fémur se réunissent aux bords de la trochlée rotulienne. Examinées dans leur disposition commune, les capsules synoviales de l'articulation fémoro-tibiale tapissent le ligament postérieur, les deux surfaces des ménisques, les faisceaux desmeux qui servent de moyens d'attache à ces fibro-cartilages, et les ligaments croisés qu'elles enveloppent en s'adossant l'une à l'autre dans le milieu de la grande échancrure inter-condylienne. La synoviale *interne* revêt en outre les surfaces adjacentes du tibia et du ligament latéral interne; *l'externe*, beaucoup plus étendue, tapisse le tendon du poplité, et la coulisse du tibia, dans laquelle glisse le tendon commun aux deux muscles fémoro-préphalangien et tibio-prémétatarsien, sur lequel cette capsule se réfléchit ensuite, en formant un grand cul de sac circulaire qui se déploie dans le mouvement de flexion, et ramène la synovie entre les surfaces articulaires. J'ai plusieurs fois disséqué des tumeurs énormes résultant d'une dilatation de la synoviale en ce point.

Tissu adipeux sous-synovial. Ce tissu, que l'on rencontre toujours en si grande quantité dans cette articulation, sépare les ligaments rotuliens antérieurs des capsules synoviales fémoro-tibiales et fémoro-rotulienne, remplit une partie de l'échancrure inter-condylienne, entoure les ligaments croisés à leurs points d'insertion, et les isole du ligament postérieur.

Indépendamment des nombreux moyens d'union et d'assujettissement qui viennent d'être décrits, nous signalerons encore comme concourant puissamment à accroître la solidité de l'articulation fémoro-tibiale, les trois ligaments antérieurs de la rotule, le tendon du poplité, celui qui est commun aux muscles fémoro-préphalangien et tibio-prémétatarsien, enfin dans le plan sous cutané les aponévroses des muscles fascia-lata,

long vaste, et adducteurs de la jambe, qui se réunissent
pour former une enveloppe commune à toute l'articulation.

ARTICULATION FÉMORO-ROTULIENNE.

Articulation trochléenne.

Cette seconde partie du vaste ginglyme *fémoro-jam-
bier*, beaucoup moins compliquée que l'autre, comprend
les rapports du fémur avec la rotule, ou, pour parler
plus philosophiquement, avec l'os sésamoïde du tendon
des muscles extenseurs de la jambe.

Surfaces articulaires. Au nombre de deux, l'une fémorale, l'autre rotulienne, elles appartiennent par leur
forme, aux articulations trochléennes, et diffèrent conséquemment beaucoup de celles qui entrent dans la composition de l'articulation fémoro-tibiale.

La *surface articulaire fémorale* est une longue et large
trochlée dirigée verticalement, dont le bord interne,
beaucoup plus élevé et plus gros que l'externe, ne forme
à n'en pas douter une saillie aussi prononcée que pour s'opposer à la luxation de la rotule de ce côté qui correspond
le plus directement à la ligne de traction des muscles
extenseurs de la jambe, auxquels cet os sert d'insertion
commune.

La *surface articulaire rotulienne*, dont la configuration générale peut être rapportée à celle d'un losange,
offre deux concavités latérales dans lesquelles sont reçus
les bords de la trochlée fémorale, et un relief médian ver-

11

tical qui répond à la gorge de cette même trochlée. La surface diarthrodiale de la rotule est complétée : en dedans, par une masse fibro cartilagineuse très épaisse et courbée en arc de manière à emboîter le bord interne de la trochlée du fémur; en dehors et en bas, par un bourrelet fibreux d'une à deux lignes d'épaisseur seulement.

Moyens d'union. Ce sont cinq *ligaments*, dont trois *antérieurs* et deux *latéraux*.

1° Les *ligaments antérieurs* ou *tibio-rotuliens*, qui ne semblent être que la prolongation du tendon des muscles extenseurs de la jambe, à l'égard desquels la rotule fait tout à la fois l'office de sésamoïde et de poulie de renvoi, constituent trois gros cordons, placés de front, et à une certaine distance l'un de l'autre, sur le devant de l'articulation fémoro-tibiale qu'ils closent et affermissent.

A. Le *ligament antérieur externe*, le plus large des trois, donne attache : en dehors à l'aponévrose du long vaste, et en dedans à l'aponévrose du fascia-lata qui le recouvre et l'unit au ligament antérieur interne. Il s'insère en haut sur la rotule et en bas sur la partie la plus culminante de la tubérosité antérieure du tibia.

B. Le *ligament antérieur interne*, oblique dans le même sens que le précédent mais un peu moins épais, se confond en dedans avec l'aponévrose des deux muscles adducteurs de la jambe auxquels il sert d'insertion commune. Continu à son attache supérieure avec la masse fibreuse qui agrandit du côté interne la surface articulaire de la rotule, ce ligament s'implante par son extrémité inférieure sur la tubérosité antérieure du tibia, en regard et à l'opposé du ligament déjà décrit : de son bord externe, se

détachent quelques trousseaux de fibres qui se répandent
en rayonnant sur la surface de la masse adipeuse interposée entre les trois ligaments rotuliens antérieurs et
les capsules synoviales des deux articulations de la
jambe avec la cuisse.

C. Ligament antérieur mitoyen. Situé à quelques
lignes au dessous de l'aponévrose qui réunit les deux précédents, ce ligament se présente sous l'aspect d'un gros
cordon cylindroïde qu'entoure de tous côtés le tissu adipeux sous synovial, au centre duquel il se trouve placé.
Il s'insère en haut sur le milieu de la rotule, et en bas
sur le tibia, en dessous d'une excavation oblongue verticalement, dans laquelle une petite membrane synoviale
lui forme un revêtement spécial.

2° Les *ligaments rotuliens latéraux*, ou *fémoro-rotuliens*,
au nombre de deux, dont un externe et l'autre interne,
s'épanouissent en membrane sur les côtés de l'articulation. Nés supérieurement, non de la rotule directement,
mais bien du bourrelet fibreux qui complète la surface
articulaire de cet os, et en matelasse le contour, ces ligaments se dirigent obliquement en bas, l'un en dehors,
l'autre en dedans, et s'insèrent sur l'extrémité inférieure
du fémur, tout près des ligaments latéraux de l'articulation fémoro-tibiale.

A. L'*externe*, le plus long et le plus fort des deux, est
recouvert par la portion du trifémoro-rotulien qui lui
correspond.

B. L'*interne*, recouvert par le vaste du même côté,
s'implante sur une petite éminence située à un pouce

environ de celle à laquelle s'attache le ligament fémoro-tibial interne.

Les deux ligaments rotuliens latéraux me paraissent avoir le double avantage de maintenir la rotule dans ses rapports, et d'affermir la membrane synoviale sur chacun de ses côtés.

Moyens de glissement. La membrane synoviale, remarquable, tant par son étendue que par la grande quantité de synovie qu'elle contient habituellement, offre une disposition beaucoup moins compliquée que chacune des capsules de l'articulation fémoro-tibiale avec lesquelles il n'est pas rare, comme nous l'avons déjà dit, de la voir communiquer. Prolongée supérieurement en dessous de l'insertion du muscle trifémoro-rotulien, auquel elle adhère, et qui la soulève pendant l'extension de la jambe, cette capsule forme, en s'étendant le long des bords de la trochlée fémorale, deux grands culs de sac sur lesquels s'épanouissent les ligaments rotuliens latéraux. Dans toute son étendue, la synoviale fémoro-rotulienne est en outre doublée par une expansion de fibres grisâtres élastiques, dont les unes décrivent des courbes parallèles aux bords de la trochlée fémorale, tandis que les autres affectent la même direction que celles des ligaments rotuliens latéraux.

Les dilatations anormales de la synoviale fémoro-rotulienne, sont assez communes dans le cheval, et correspondent toujours aux deux grands culs de sac que forme cette membrane en se prolongeant le long des bords de la trochlée fémorale. Ces dilatations peuvent exister des deux côtés à la fois, mais c'est en dehors qu'elles se font le plus ordinairement observer, ce qui dépend sans doute, en premier lieu, de ce que la synoviale est un peu moins affermie de ce côté, et qu'en second lieu cette capsule, en raison de la facilité qu'a la rotule à se déplacer en dehors, se trouve par cela même aussi plus exposée aux tiraillements de ce côté.

Différences des articulations fémoro-tibiale et fémcro-rotulienne. Dans les *tétradactyles irréguliers*, une bandelette fibreuse transversale unit entre eux les deux fibro-cartilages inter-articulaires au devant de l'épine du tibia.

Chez ces mêmes animaux on rencontre aussi constamment dans l'épaisseur du ligament postérieur de l'articulation fémoro-tibiale, deux petits os sésamoïdes qui répondent d'un côté, à la partie la plus élevée de chacun des condyles du fémur et, de l'autre, aux deux tendons d'origine du muscle bifémoro-calcanéen que ces osselets éloignent ainsi du centre de l'articulation.

Point de ligaments rotuliens latéraux, un seul faisceau fibreux blanc, aplati et de forme triangulaire, attache, comme dans l'homme, la rotule à l'extrémité supérieure du tibia.

Dans le *porc* les ligaments rotuliens antérieurs sont au nombre de deux seulement.

Dans tous les quadrupèdes domestiques autres que les monodactyles et les didactyles, la même capsule synoviale est commune aux deux articulations de la jambe avec la cuisse; aussi, voit-on dans ces animaux, le cartilage diarthrodial revêtir, sans s'interrompre, et les condyles et la trochlée du fémur.

MÉCANISME DES ARTICULATIONS FÉMORO-TIBIALE,

ET FÉMORO-ROTULIENNE.

La grande étendue des surfaces articulaires, leur allongement en deux sens diamétralement opposés, la réception de l'épine du tibia dans l'échancrure inter-condylienne du fémur, telles sont avec la multiplicité et la force des moyens d'union, les conditions de la grande solidité que présentent ces deux jointures, dont le jeu combiné a pour effet la *flexion, l'extension* et la *rotation* de la jambe sur la cuisse.

Flexion. Pendant que les surfaces articulaires du tibia, munies de leurs fibro-cartilages complémentaires, roulent d'avant en arrière et de bas en haut, sur les condyles du fémur qui eux-mêmes, exécutent un léger mouvement en sens opposé, la trochlée fémorale glisse en basculant de bas en haut, sur la rotule qui, main-tenue fixe par ses trois forts ligaments antérieurs, tire sur les muscles extenseurs de la jambe, et entraîne leur tendon d'insertion sur la partie de la trochlée, qu'elle a abandonnée pour venir se placer en regard de l'échan-crure inter-condylienne, que le mouvement de bascule du fémur a fait regarder en avant. Les ligaments posté-rieur et interne de l'articulation fémoro-tibiale se trou-vent relâchés par le rapprochement de leurs points d'at-tache; les ligaments rotuliens, tant antérieurs que laté-raux sont, au contraire, distendus, et le mouvement qui peut être porté jusqu'à la rencontre de la jambe avec la cuisse, s'accompagne toujours de la flexion du métatarse

lequel se trouve lié au fémur par la corde tendineuse du
muscle tibio-pré-métatarsien.

Extension. Ici, ce n'est plus, comme dans le cas précédent, la jambe qui commande le mouvement, mais
bien la rotule qui, se trouvant entraînée par le raccourcissement des muscles extenseurs auxquels elle
donne attache, remonte en appuyant fortement sur la
trochlée fémorale qu'elle fait basculer de haut en bas,
pendant que les surfaces articulaires du tibia, revêtues
de leurs ménisques, glissent d'arrière en avant et de haut
en bas, sur les condyles du fémur. Lorsque l'extension
est parvenue à ses dernières limites, tous les ligaments
sont tendus par l'éloignement de leurs insertions ; cependant, quelque prolongé que soit ce mouvement, jamais
le fémur et le tibia ne peuvent se placer sur la même
ligne ; ce genre d'opposition est empêché, tant par
l'inextensibilité des ligaments, que par la rencontre de
l'épine du tibia et des ménisques avec le bord antérieur
de l'échancrure inter-condylienne.

Rotation. Ce mouvement, beaucoup plus libre et plus
étendu dans la demi flexion que dans toute autre attitude des surfaces, peut s'exécuter en deux sens opposés,
en dehors ou en dedans.

Dans la *rotation en dehors*, qui a pour agent spécial le
biceps de la cuisse, c'est le fémur qui se meut. Le condyle externe de cet os glisse en décrivant, d'arrière en
avant, un arc de cercle sur la surface du tibia qui lui
correspond, tandis que le condyle interne ne fait que
pivoter sur son axe ; et le mouvement est borné tant par
les ligaments latéraux qui se tordant en sens opposé se
font mutuellement obstacle, que par le ligament inter-

articulaire antérieur qui se trouve alors distendu par l'éloignement de ses points d'attache.

La *rotation en dedans*, dont l'agent est le muscle poplité, s'effectue par un mécanisme tout à fait inverse, et c'est le tibia qui semble seul se mouvoir. La surface glénoïdale interne de cet os, glisse d'avant en arrière, sur le condyle fémoral qui lui correspond, tandis que l'interne pivote sans se déplacer, sur le condyle opposé. La rotation en dedans est plus spécialement limitée par les ligaments, latéral externe, et inter-articulaire postérieur.

L'opposition que se font mutuellement les ligaments latéraux et inter-articulaires suffit seule pour expliquer l'impossibilité des mouvements de diduction et d'inclinaison latérale des deux rayons l'un sur l'autre.

La largeur des surfaces, l'étendue de leur contact, la force des moyens d'union et la résistance qu'ils s'opposent mutuellement, doivent être considérées comme autant de dispositions qui mettent l'articulation fémoro-tibiale à l'abri de toute espèce de luxation. La rotule seule est sujette à se luxer, mais en dehors et jamais en dedans : car bien que ce soit ce dernier côté qui corresponde à la ligne de traction des muscles extenseurs, dont l'action doit être mise au nombre des causes qui provoquent cette luxation, le bord interne de la trochlée fémorale, en raison de son épaisseur et de son élévation considérables, s'oppose à ce que le déplacement de la rotule puisse avoir lieu en dedans.

C'est dans la demi flexion et sous la triple influence du poids du corps, de la contraction des muscles rotuliens et d'un mouvement brusque de rotation de la jambe en dehors, que survient le plus souvent cette luxation qui est sans contredit, la plus commune de toutes dans le cheval.

L'action de *harper* des membres postérieurs peut, ainsi que je l'ai plusieurs fois constaté, reconnaître pour cause unique un ramollissement des ménisques de l'articulation fémoro-tibiale.

ARTICULATION PÉRONÉO-TIBIALE.

Le tibia et le péroné, articulés l'un avec l'autre par leur extrémité supérieure seulement, sont unis dans le reste de leur étendue au moyen de plusieurs parties ligamenteuses qui comblent l'intervalle que ces deux os laissent entre eux.

Les *surfaces articulaires*, irrégulièrement orbiculaires *et juxta* posées obliquement, sont, comme dans toutes les amphiarthroses, en partie contiguës et en partie continues.

La surface articulaire du tibia, taillée obliquement sur la tubérosité externe de cet os, regarde en dehors et en bas.

La surface correspondante du péroné, irrégulièrement convexe, est tournée en dedans et un peu en haut ; elle occupe tout le côté interne de la tête de cet os.

Les parties contiguës de ces plans articulaires sont deux facettes onduleuses d'une ligne à une ligne et demie au plus de superficie que revêt une couche excessivement mince de cartilage.

Les parties continues, d'une étendue bien plus considérable, sont garnies de nombreuses aspérités destinées à l'attache des faisceaux ligamenteux qui tiennent les deux os si étroitement unis qu'ils ne font absolument qu'un dans l'exercice des divers mouvements que la jambe exécute sur la cuisse.

Moyens d'union. Ils se composent d'une série de petits faisceaux fibreux blancs continus entre eux dont les uns, situés à la périphérie des surfaces articulaires, se confondent avec ceux du ligament latéral externe de l'articulation fémoro-tibiale ; tandis que les autres, interposés aux plans de continuité sur lesquels ils s'implantent de part et d'autre, sont séparés par de petits intervalles que remplit du tissu adipeux.

La *membrane synoviale*, remarquable par son exiguité, n'existe point, non plus que les plans contigus, tant que la tête du péroné et l'épiphyse supérieure du tibia sont à l'état cartilagineux.

Dans le reste de leur étendue, les deux os de la jambe ne sont plus, à proprement parler, articulés, mais simplement unis l'un à l'autre :

1° En haut, par deux petits faisceaux ligamenteux croisés en X, qui forment la partie supérieure du contour de la grande arcade dans laquelle passent l'artère et la veine tibiales antérieures.

2° Dans le milieu par une sorte de membrane aponévrotique dont la largeur va en diminuant de haut en bas comme celle de l'intervalle qu'elle remplit.

3° En bas par un cordon ligamenteux, qui continue le péroné jusqu'à la tubérosité externe de l'extrémité inférieure du tibia, où ce cordon se bifurque et se réunit

aux deux ligaments latéraux externes de l'articulation
tibio-tarsienne.

MÉCANISME DE L'ARTICULATION PÉRONÉO-TIBIALE.

Cette articulation dont la solidité est si grande et la
mobilité si obscure, ne permet que de legers mouvements
oscillatoires qui semblent avoir seulement pour objet de
favoriser le changement de direction du ligament latéral
externe de l'articulation fémoro-tibiale, auquel le péroné
sert, comme on le sait, d'unique point d'insertion. Quoiqu'il en soit, l'importance de ces mouvements, si obscurs
qu'ils soient, me paraît démontrée par le seul fait de
leur persistance pendant toute la durée de la vie des animaux ; ce qui équivaut à dire que la soudure du péroné
au tibia doit être considérée comme un fait excessivement rare.

Différences. Dans le bœuf il n'existe point à proprement parler d'articulation péronéo-tibiale, attendu que
le péroné est ligamenteux dans toute son étendue.

Dans les *tétradactyles* de même que dans l'homme le
tibia et le péroné, articulés par contiguïté à leurs extrémités, sont unis par leur corps au moyen d'un ligament
appelé *inter-osseux* qui remplit l'espace que ces deux os
laissent entre eux dans une partie de leur étendue.

L'articulation péronéo-tibiale supérieure se compose
de deux facettes diarthrodiales dont une tibiale et l'autre
péronière. Quelques faisceaux ligamenteux périphériques, les uns antérieurs, les autres postérieurs main-

tiennent les surfaces en rapport conjointement avec le ligament latéral externe de l'articulation fémoro-tibiale, et une très petite synoviale facilite le jeu de ces surfaces.

Articulation péronéo-tibiale inférieure. Cette autre diarthrose planiforme, moins étendue et plus serrée encore que la précédente, comprend aussi : 1° deux petites facettes ondulées entre lesquelles remonte la synoviale de l'articulation tibio-tarsienne ; 2° quelques trousseaux fibreux périphériques dont les plus épais complètent et régularisent, par leur bord inférieur, le contour de la surface par laquelle le tibia et le péroné correspondent ensemble à l'astragale.

Ligament inter-osseux. Ce ligament, que traversent en haut l'artère tibiale antérieure et en bas l'artère péronière, est tout à fait identique par sa forme, sa nature et ses usages, à celui qui unit les deux os de l'avant-bras entre eux.

Quant au mécanisme des articulations péronéo-tibiales, il me semble se rapporter d'une part à celui de l'articulation tibio-tarsienne que le péroné concourt à former, et d'autre part au jeu de l'articulation fémoro-tibiale, absolument au même titre que dans les monodactyles, c'est à dire qu'il facilite le changement de direction du ligament latéral externe de cette articulation fémoro-tibiale, auquel le péroné donne attache.

ARTICULATIONS DU PIED POSTÉRIEUR.[1]

Le pied postérieur nous offre à considérer les articulations du *tarse*, du *métatarse*, et de la *région digitée*.

ARTICULATIONS DU TARSE.

Le tarse et plus communément le *jarret* comprend les
articulations *tibio-tarsienne*, *inter-tarsiennes*, et *tarso-
métatarsiennes* que nous allons successivement étudier
dans ce qu'elles ont de commun et de spécial, sous le
double rapport de leur organisation et de leur mécanisme.

ARTICULATION TIBIO-TARSIENNE.

Articulation trochléenne.

Dans les grands quadrupèdes domestiques, un seul
des os de la jambe, le tibia, forme avec l'astragale cette
grande jointure dont les mouvements de charnière parfaite commandent ceux du pied en entier.

Surfaces articulaires. La supérieure oblongue transversalement se compose de deux gorges profondes, obliques
en avant et en bas, que sépare l'une de l'autre un relief en forme de tenon, sur le milieu duquel on rencontre

[1] Ici comme au membre antérieur le mot pied est pris dans son
acception la plus générale.

dans la plupart des sujets une fossette synoviale qui en interrompt le cartilage diarthrodial.

La surface articulaire inférieure, *astragalienne* ou *tarsienne*, représente une trochlée oblique de dedans en dehors, dont la gorge reçoit l'éminence moyenne de la surface correspondante du tibia, tandis que les deux bords dont l'interne est le plus long mais le moins élevé, pénètrent dans les deux espèces de mortaises que l'éminence tibiale séparent l'une de l'autre.

Moyens d'union. La jointure tibio-tarsienne, à laquelle la mode d'agencement des plans articulaires donne déjà tant de solidité, se trouve en outre affermie par sept ligaments périphériques. dont un *antérieur*, un *postérieur*, et cinq *latéraux* distingués en *externes* et *internes*.

1° Le *ligament antérieur*, composé de deux plans de fibres qui se superposent et s'entrecroisent obliquement d'un côté à l'autre, appartient à la classe de ceux dits *capsulaires*; il s'insère en haut sur le tibia, en bas sur l'astragale, ainsi que sur le premier des os *plats* [1], et se confond sur les côtés avec les ligaments latéraux superficiels : beaucoup plus mince et moins puissamment affermi dans sa moitié interne que dans le reste de son étendue, ce ligament est en rapport d'un côté avec la synoviale articulaire, et du côté opposé avec les tendons d'insertion des muscles extenseur antérieur du pied, et fléchisseur du métatarse, auxquels il est uni par une couche épaisse de tissu cellulaire, que traversent l'artère tibiale antérieure et plusieurs grosses branches veineuses, qui deviennent parfois variqueuses.

[1] Cet os correspond au *scaphoïde* de l'homme.

2º Le *ligament postérieur* constitue comme le précédent, à l'opposé duquel il est situé, une expansion membraniforme dont les fibres, les unes verticales, les autres obliques, vont en convergeant se réunir à une sorte de plaque fibro-cartilagineuse sur laquelle appuie et glisse le tendon du muscle fléchisseur profond de la région digitée, à son passage dans l'arcade tarsienne. Attachée en haut sur le tibia, en bas sur le calcanéum et sur l'astragale, cette demi enveloppe fibreuse se confond du côté externe avec le ligament latéral profond, et du côté opposé avec le ligament latéral superficiel.

3º Les *ligaments latéraux externes*, au nombre de deux, sont distingués en *superficiel*, et *profond*.

A. Le *ligament latéral externe superficiel*[1], le plus long des deux, est funiculaire dans sa moitié supérieure environ, et rubané dans le reste de son étendue; de la tubérosité externe du tibia, à laquelle il s'insère par son sommet, ce faisceau ligamenteux descend verticalement par dessus le ligament latéral profond, recouvre un des tendons d'insertion du muscle tibio-prémétatarsien, et s'implante ensuite successivement sur le calcanéum, le grand os irrégulier[2], le métatarsien principal, et le péroné externe, en entremêlant ses fibres d'un côté avec celles de la gaine du tendon de l'extenseur antérieur du pied, et de l'autre avec celles du grand ligament calcanéo-métatarsien. Une couche fibreuse très mince le sépare de la peau.

[1] C'est le ligament *latéral proprement dit* de l'homme, encore nommé *péronéo-calcanéen*.

[2] Cet os correspond au *cuboïde* de l'homme.

B. Le *ligament latéral externe profond* naît du tibia, en dessous et à quelques lignes du précédent, dont il croise obliquement la direction, et va s'implanter d'abord sur l'astragale, puis sur le calcanéum, en se réunissant avec le ligament tibio-tarsien antérieur. Sa face interne, sur laquelle frotte la facette latérale externe de l'astragale, est tapissée par la synoviale articulaire [1].

4° Les *ligaments latéraux internes*, que nous distinguerons, eu égard à leur position respective, en *superficiel*, *moyen*, et *profond*, sont trois cordons fibreux superposés obliquement, qui s'insèrent par un sommet commun à l'extrémité inférieure du tibia, en regard et à l'opposé des deux ligaments externes, qu'ils répètent assez bien pour la forme et la direction.

A. Le *ligament latéral interne superficiel* le plus long et le moins oblique des trois, descend en s'élargissant et s'implante successivement sur l'astragale et les deux os plats [2] par une multitude de faisceaux radiés, dont les antérieurs se confondent avec ceux du ligament astragalo-métatarsien.

B. Le *ligament latéral interne moyen*, un peu plus oblique que le précédent, en dessous duquel il est situé, s'insère successivement par son extrémité inférieure sur l'astragale, le calcanéum, et le plus petit des deux os irréguliers.

[1] Il correspond aux deux ligaments latéraux externes *antérieur* et *postérieur*, ou *péronéo-astragaliens antérieur* et *postérieur* de l'homme.

[2] Le plus inférieur des deux os *plats*, ainsi que les deux petits os *irréguliers* dont il sera question plus loin correspondent exactement à ceux que l'on appelle dans l'homme les os *cunéiformes*.

C. Le *ligament latéral interne profond*, le moins fort des trois, s'insère à l'astragale, précisément au même point que le précédent, auquel il est parallèle.

Synoviale. Cette capsule, de laquelle les ligaments antérieur, postérieur, et latéraux profonds, reçoivent tous un revêtement spécial, se prolonge dans l'articulation cal-canéo-astragalienne supérieure, et communique presque toujours, même avant l'âge adulte, avec la synoviale de l'articulation des deux rangées du tarse entre elles, par une ouverture qui se trouve placée en regard du contour antérieur de l'articulation du premier des os plats avec l'astragale. C'est dans la direction des mouvements, ou ce qui revient au même, sur les faces postérieure et anté-rieure de l'articulation, mais plus spécialement encore sur cette dernière face, et en regard du bord interne de la trochlée astragalienne, que cette capsule, beaucoup moins affermie que partout ailleurs, présente le plus sou-vent de ces dilatations anormales connues en vétérinaire sous le nom de *vessigons*[1]. Quant aux autres tumeurs synoviales du jarret ayant leur siège entre le calcanéum et la face postérieure du tibia, elles dépendent, non pas comme on le pense généralement, d'une distension de la synoviale articulaire, puissamment affermie de ce côté, mais bien le plus ordinairement d'une dilatation de la grande capsule qui facilite le glissement des tendons fléchisseurs à leur passage dans l'arcade tar-sienne.

Différences. Dans les didactyles, deux pièces osseuses

---

[1] Les vessigons de la face antérieure du jarret sont aussi communs que les *varices* de la veine saphène, avec lesquelles on les a longtemps confondus, sont rares.

simplement contiguës, mais très étroitement unies entre
elles au moyen d'un appareil ligamenteux dont la disposition rappelle tout à fait les ligaments dont est pourvue
l'articulation péronéo-tibiale inférieure dans les tétradactyles, composent la grande surface diarthrodiale par
laquelle la jambe répond à la fois aux deux os de la première rangée du tarse. De ces deux pièces osseuses, la
plus petite qui répète très exactement par sa situation,
sa forme et ses connexions, l'extrémité inférieure du péroné des animaux fissipèdes, a été rangée, mais bien
gratuitement, ce me semble, au nombre des os du tarse,
et décrite sous le nom d'os *irrégulier*. Quoi qu'il en soit,
ce petit os répond d'un côté à l'astragale, et de l'autre au
calcanéum; tandis que le tibia, par ses deux gorges et
son éminence médiane, sur laquelle se remarque toujours une grande fossette synoviale, correspond seul au
premier des deux os tarsiens supérieurs.

Les moyens d'union sont, dans cette jointure, en même
nombre que dans les monodactyles, et affectent aussi
les mêmes dispositions essentielles.

Les *ligaments latéraux externes*, au nombre de trois,
s'insèrent en commun sur la petite pièce osseuse qui
complète la surface articulaire par laquelle la charpente
de la jambe répond à celle du tarse. De ce point :

Le plus *superficiel* de ces trois ligaments descend obliquement et en rayonnant jusque sur l'os du canon,
le *moyen* sur le calcanéum seulement, et le *profond*
sur l'extrémité postérieure du bord externe de l'astragale.

Ces deux derniers moyens d'union sont analogues au

deux faisceaux dont se compose le plus profond des deux ligaments latéraux externes dans les monodactyles.

Les moyens d'union *latéraux internes* de l'articulation tibio-tarsienne comprennent plusieurs faisceaux fibreux superposés et entrecroisés, que l'on peut rapprocher de manière à en constituer *deux* principaux *ligaments*, dont un *superficiel* et l'autre *profond*. Le premier descend du tibia jusque sur le métatarsien, et couvre de ses irradiations tout le côté interne du tarse. Le second, composé de deux faisceaux, s'étend horizontalement du tibia au bord interne de l'astragale et au calcanéum. Les deux faisceaux de ce ligament, sont évidemment les analogues des ligaments *latéraux internes, moyen,* et *profond* des monodactyles.

Synoviale. Cette membrane qui descend jusque dans l'articulation des deux rangées du tarse, en passant par la grande jointure calcanéo-astragalienne postérieure dont elle facilite le jeu, remonte entre les facettes de contiguïté des deux pièces osseuses de la jambe, et communique presque toujours, même dans le fœtus, avec la bourse muqueuse de l'arcade tarsienne, au moyen d'une large ouverture qui répond à l'extrémité supérieure et postérieure de l'astragale.

Dans les *tétradactyles*, le tibia et le péroné concourent ensemble, mais pour une part très inégale, à la formation de la double mortaise, par laquelle la jambe correspond, comme dans les monodactyles, au premier des os du tarse seulement, c'est à dire à l'astragale, et non à ce dernier os et au calcanéum à la fois, comme dans les animaux ruminants.

Les *moyens d'union* sont au reste, comme dans les

solipèdes et les didactyles, *sept ligaments*, savoir :
cinq latéraux, dont trois *externes* qui tous partent de
la petite tête du péroné et se terminent, soit à l'astragale, soit au calcanéum ; deux *ligaments latéraux internes,*
un *ligament antérieur,* et un *ligament postérieur :* tous ces
liens offrent les mêmes dispositions essentielles que dans
les didactyles.

Dans le *chien* et le *chat,* comme dans le cheval, la synoviale tibio-tarsienne se prolonge dans la jointure calcanéo-astragalienne supérieure et externe seulement ;

Mais de même que dans les didactyles, on voit presque
toujours cette capsule communiquer largement en arrière
avec la bourse muqueuse qui facilite le glissement des
tendons fléchisseurs de la région digitée à leur passage
dans l'arcade tarsienne.

MÉCANISME DE L'ARTICULATION TIBIO-TARSIENNE.

Cette articulation, dans laquelle la pénétration mutuelle et profonde des surfaces de rapport, la multiplicité et la force des moyens d'union, sont les principales
conditions de solidité, ne permet que des mouvements
de *flexion* et d'*extension,* soit du pied sur la jambe, soit
de la jambe sur le pied ; si cette dernière région fixée au
sol, c'est le tibia qui tourne dans un sens ou dans
l'autre autour de l'astragale.

Supposons le premier cas, qui est le plus ordinaire.

Flexion. L'astragale roule d'avant en arrière et de
bas en haut sur l'extrémité inférieure du tibia, et en-

traîne avec lui le pied tout entier, qui s'élève en décrivant un demi-cercle de bas en haut et d'arrière en avant. Dans ce mouvement, qui peut être porté jusqu'à la rencontre du métatarse avec la face antérieure de la jambe, les ligaments antérieur, et latéraux sont relâchés ; le ligament postérieur, contre lequel l'astragale fait effort, est le seul qui soit distendu.

Extension. Pendant que l'astragale roule d'arrière en avant, et de haut en bas, dans la double mortaise de l'extrémité inférieure du tibia, les diverses régions du pied, ensemble et comme une seule pièce, s'abaissent en décrivant un arc de cercle en sens opposé, et le mouvement s'arrête à la rencontre du calcanéum avec la rive postérieure de la surface articulaire du tibia. Dans cette attitude des surfaces de rapport, les ligaments antérieur, et latéraux superficiels, sont de tous les moyens d'union ceux qui éprouvent la plus grande distension.

ARTICULATIONS INTRINSÈQUES DU TARSE, OU INTER-TARSIENNES.

Diarthroses planiformes

(Arthrodies de quelques auteurs modernes).

Pour former cette nombreuse série de jointures, les six ou sept os tarsiens se correspondent par une multitude de facettes inégales en étendue, planes et anguleuses, ou simplement ondulées, entre lesquelles des ligaments, les uns *périphériques*, les autres *inter-osseux*, établissent des rapports tellement intimes, que le tarse tout entier, comme une seule et même pièce, obéit aux deux mouvements que commande son articulation avec la jambe.

ARTICULATIONS DES OS DE LA PREMIÈRE RANGÉE DU TARSE ENTRE EUX,

ou Articulation calcanéo-astragalienne.

Surfaces articulaires. Le calcanéum et l'astragale s'opposent trois et quelquefois quatre facettes diarthrodiales ondulées, qu'une large excavation à insertion ligamenteuse sépare les unes des autres.

Les *moyens d'union* sont :

1° Deux *ligaments latéraux*, l'un *externe*, l'autre *interne*, que recouvrent ceux de l'articulation tibio-tarsienne.

A. L'*externe*, oblique en bas et en avant, est aplati, rayonné et très fort.

B. L'*interne*, également rayonné, mais très mince, sépare la synoviale tibio-tarsienne de celle qui appartient à la plus interne des deux articulations calcanéo-astragaliennes inférieures.

2° Un *ligament supérieur*, très épais, dirigé obliquement en bas et en dedans, sur lequel se prolonge la synoviale de 'articulation tibio-tarsienne.

3° Enfin, un large ligament *inter-osseux* qui s'implante sur toute l'étendue de la partie rugueuse des plans de rapport, et dont l'un des bords apparaît sous la forme d'un petit ruban transversal, à quelques lignes en dessous de l'attache inférieure du ligament latéral externe *calcanéo-astragalien*.

Moyens de glissement. Il n'existe point de membrane synoviale qui appartienne en propre à l'articulation du calcanéum avec l'astragale; car c'est, d'une part, la capsule de l'articulation des deux rangées entre elles, qui remonte entre les deux fractions inférieures de la jointure calcanéo-astragalienne, et, d'autre part, celle de l'articulation tibio-tarsienne qui descend entre les deux facettes diarthrodiales par lesquelles le calcanéum et l'astragale se mettent en rapport l'un avec l'autre supérieurement.

Surfaces articulaires, moyens d'union, et jusqu'aux mouvements eux-mêmes, tout, en un mot, dans cette jointure, semble n'avoir qu'un seul but : la solidité.

Différences. Dans les *didactyles* et les *tétradactyles réguliers*, le calcanéum et l'astragale forment par leur assemblage, une véritable diathrose à emboîtement réciproque, ou trochléenne, dont les mouvements se combinent avec ceux de l'articulation tibio-tarsienne pour coopérer à la flexion et à l'extension, soit du pied sur la jambe, soit de la jambe sur le pied.

Le *ligament inter-osseux*, sur lequel les deux os jouent, comme sur un axe, offre beaucoup moins de largeur que dans le cheval, et se trouve reporté tout près de l'extrémité inférieure des deux os qu'il lient très solidement unis l'un à l'autre, mais dont il ne gêne en aucune façon les mouvements.

Point de *synoviale* qui appartienne en propre à cette jointure ; puisque c'est, comme nous l'avons déjà dit, d'une part, la capsule séreuse de la jointure tibio-tarsienne qui descend entre les facettes par lesquelles le calcanéum et l'astragale se correspondent latéralement, et d'autre part, la synoviale de l'articulation des deux rangées du tarse entre elles qui remonte dans la grande jointure calcanéo-astragalienne postérieure.

Dans le *porc*, toutes les dispositions, relatives aux surfaces, ainsi qu'aux moyens d'union et de glissement, sont identiquement les mêmes que dans les didactyles.

Dans le *chien* et le *chat*, de même que dans les monodactyles, l'astragale répond au calcanéum par trois facettes diarthrodiales, que sépare l'une de l'autre une excavation à insertion ligamenteuse. La plus supérieure de ces trois facettes, disposée en angle rentrant, comme dans le cheval, se continue avec celle par laquelle l'astragale répond au péroné, et les deux autres avec l'éminence (*appelée tête*) par laquelle le premier de ces deux os s'articule avec le scaphoïde.

Le ligament *inter-osseux calcanéo-astragalien*, un peu plus lâche que dans les monodactyles est, du reste, disposé de la même façon, et de même encore que chez les solipèdes, c'est la *synoviale* de l'articulation tibio-tarsienne qui descend entre les deux facettes calcanéo-astragaliennes supérieures, et celle de l'articulation des deux rangées du tarse entre elles qui remonte entre les quatre autres plans de contiguité.

ARTICULATIONS DES OS DE LA SECONDE RANGÉE DU TARSE ENTRE EUX.

Diarthroses planiformes.

Ces articulations sont tellement serrées, que les quatre ou cinq os, qui composent la rangée inférieure du tarse ne font absolument qu'un dans l'exercice des deux mouvements d'ensemble que les diverses régions du pied postérieur exécutent sur leur articulation tibiale. Aussi, ces quatre ou cinq pièces osseuses, dont les deux du centre sont appelées les os *plats*, et les deux extrêmes les os *irréguliers*, se correspondent-elles par une multiude de facettes planes, anguleuses ou simplement ondulées, qu'interrompent seulement çà et là de petites excavations destinées à l'insertion des nombreux ligaments qui lient toutes ces pièces, de manière à en former un petit massif, dans les intersections duquel il ne se passe aucun mouvement appréciable.

Parmi les divers *moyens d'union*, dont les uns sont *périphériques* et les autres *inter-osseux*, nous signalerons plus spécialement :

1° Deux petits ligaments (*cuboïdo-scaphoïdien*, et *cunéen*) de forme rubanée, qui se dirigent transversalement du grand os irrégulier aux deux os plats, et complètent, par un de leurs bords, l'orifice du conduit inflexe, destiné au passage d'une branche anastomotique entre les deux artères tibiales.

2° En avant encore, mais sur le côté opposé de l'articulation, un grand *ligament* que l'on pourrait appeler *astragalo-tarso-métatarsien*, qui de l'astragale où il s'implante par son sommet, descend en rayonnant sur le contour antérieur des deux os plats, et du métatarsien principal, auquel il se termine.

3° Un autre vaste *faisceau ligamenteux inter-cunéen* quadrilatère, que traverse la branche anastomotique des deux artères tibiales, unit entre eux les os irréguliers, et complète par sa face postérieure l'espèce de poulie fixe sur laquelle glisse le tendon du fléchisseur profond de la région digitée, à son passage dans l'arcade tarsienne.

4° Les *ligaments inter-osseux*, remarquables par leur excessive brièveté, s'implantent sur toute la partie rugueuse des surfaces par lesquelles les os tarsiens inférieurs se correspondent; ils établissent entre ces surfaces de rapport une union tellement intime, que même après avoir fait l'ablation complète de tous les ligaments périphériques, il est toujours très difficile, pour ne pas dire plus, de faire pénétrer un instrument, quelque mince qu'il soit, dans la plupart des points d'intersection des os, dont la séparation ne peut conséquemment être opérée, que par la rupture de ces moyens d'union internes.

A. Deux de ces *ligaments inter-osseux*, étendus du grand os irrégulier à chacun des deux os plats, concourent à former le canal inflexe que traverse la branche anastomotique entre les deux artères tibiales.

B. Un autre s'étend verticalement de l'os plat supérieur à l'inférieur, et peut être assez facilement aperçu après que le grand os irrégulier a été désarticulé.

C. Un dernier enfin, composé de fibres qui affectent

des directions différentes, lie l'os irrégulier interne aux deux os plats à la fois.

Synoviales. Ces capsules, au nombre de deux seulement lorsque l'os irrégulier interne est indivis, et de trois dans le cas contraire, sont placées l'une au devant de l'autre, et séparées par le ligament intermédiaire aux deux os plats.

Différences. Dans les *didactyles*, le plus grand des os plats remplace à lui seul le cuboïde, et le scaphoïde, et porte deux facettes diarthrodiales dont une antérieure et l'autre postérieure; la première de ces deux facettes, allongée d'avant en arrière, répond au second os plat; la seconde incomparablement moins étendue que la précédente et légèrement excavée, sert à établir les rapports de l'os plat supérieur avec un osselet cuboïde qui complète en arrière et du côté externe le petit massif représenté par la rangée inférieure du tarse.

Les *moyens d'union* de ces trois pièces, qui seules, rigoureusement parlant, peuvent être considérées comme faisant partie de la rangée inférieure, sont : pour les deux os plats : deux principaux ligaments, l'un *antérieur*, l'autre *inter-osseux*, et pour l'articulation du plus petit des os de cette rangée avec l'os plat supérieur, une partie du vaste appareil *ligamenteux postérieur* commun aux articulations inter-tarsiennes et qui, ici comme au carpe, forme la partie profonde de la grande coulisse affectée au glissement des tendons fléchisseurs de la région phalangienne.

Les *membranes synoviales*, au nombre de deux, dont une pour la jointure des deux os plats entre eux, et l'autre pour celle de la plus grande de ces deux pièces avec le petit os complémentaire de la rangée, n'ont aucune communication entre elles.

Dans les *tétradactyles irréguliers*, les os de la seconde rangée du tarse, au nombre de cinq, se correspondent, comme dans les autres animaux , par des facettes planes et anguleuses, que séparent çà et là de petites excavations rugueuses dans lesquelles s'implantent des ligaments, dits *inter-osseux*, qui constituent un des principaux moyens d'union de ces os , dont les rapports sont en outre assurés : en avant par une multitude de petits *faisceaux fibreux*, desquels on pourrait faire, à la rigueur, autant de ligaments distincts ; et en arrière par le grand appareil ligamenteux commun aux articulations inter-tarsiennes, et tarso-métatarsiennes.

Une *synoviale* distincte facilite le jeu de toutes ces petites diarthroses planiformes, *inter-cunéennes*, *cunéoscaphoïdiennes*, *cuboïdo-cunéenne*, et *scaphoïdo-cuboïdienne*, qu'elle revêt en commun.

ARTICULATION DES DEUX RANGÉES DU TARSE ENTRE ELLES.

Pour former cette grande diarthrose planiforme, dont les mouvements sont encore si restreints, au moins dans les *monodactyles*, l'astragale et le calcanéum correspondent ensemble au premier des deux os plats et au grand os irrégulier réunis.

Les *surfaces articulaires* sont, de part et d'autre, larges, ondulées, brisées chacune en deux pièces, et in-

interrompues par un sillon flexueux à insertion ligamenteuse. \

Les *moyens d'union* de ces quatre pièces osseuses,
dont la mobilité est encore des plus obscure, sont :

1° Sur le contour antérieur de l'articulation,

A. Une courte *bandelette* fibreuse, qui descend obliquement du calcanéum sur l'os plat supérieur, où elle
s'insère par son extrémité inférieure;

B. Un large *trousseau* qui, d'un petit tubercule que
porte l'astragale à son côté externe, comme sommet, descend en rayonnant pour aller s'insérer successivement
sur le contour antérieur des deux os plats et du métatarsien principal, où il se termine. Ce grand ligament,
sur la surface externe duquel descend la synoviale de
l'articulation tibio-tarsienue, est uni sur son bord postérieur avec le ligament latéral interne superficiel de
cette même articulation.

2° Sur le côté externe l'articulation est affermie par
un grand *faisceau* ligamenteux, qui s'étend verticalement de tout le bord postérieur du calcanéum au grand
os irrégulier d'abord, puis de ce point au péroné
externe, et enfin au métatarsien principal, où il se termine en se confondant, par son bord antérieur, avec le
ligament latéral externe superficiel de l'articulation tibio-tarsienne.

3° A l'opposé on aperçoit un autre *ligament* qui se
porte obliquement du calcanéum à l'os plat supérieur,
ainsi qu'au petit os irrégulier.

Ces deux derniers ligaments correspondent assez

exactement à ceux que l'on désigne dans l'homme sous le nom de ligaments *calcanéo-cuboïdiens*, *inférieur* et *interne*.

4° Enfin, deux *ligaments inter-osseux* complètent l'appareil d'union des deux rangées du tarse entre elles :

A. L'un de ces deux *ligaments* se porte obliquement, en bas et en dedans, du calcanéum au côté interne du grand os irrégulier ;

B. L'autre *ligament inter-osseux*, plus large, mais moins fort que le précédent, s'étend verticalement de l'astragale à l'os plat supérieur.

Synoviale. Cette capsule, que l'on voit presque toujours, même dans le fœtus à terme, communiquer avec celle de l'articulation tibio-tarsienne, remonte dans les deux jointures calcanéo-astragaliennes inférieures, et descend entre les surfaces par lesquelles le premier des os plats correspond au grand os irrégulier.

Différences. Dans les *didactyles* et les *tétradactyles réguliers*, le premier des os plats, qui ainsi que nous l'avons déjà dit représente le scaphoïde et le cuboïde réunis, correspond seul au calcanéum et à l'astragale à la fois : de part et d'autre, les surfaces sont configurées en trochlées, et leur jeu se combine avec celui des surfaces de l'articulation tibio-tarsienne dans l'exercice des mouvements que le pied exécute sur la jambe, *et vice versâ.*

Les moyens d'union sont :

1° Deux *ligaments latéraux*, l'un *externe*, l'autre *interne*, qui ont leurs analogues dans les monodactyles.

2° Un *ligament antérieur* du genre de ceux que nous avons appelés capsulaires, et dont il existe seulement quelques traces dans le cheval.

3° Un *ligament postérieur* qui ne peut-être facilement aperçu que lorsque l'astragale a été extrait de sa grande cavité de réception que ce ligament concourt à former.

4° Un large *faisceau ligamenteux* vertical que recouvrent en partie les irradiations du ligament latéral interne superficiel de l'articulation tibio-tarsienne.

5° Enfin le vaste appareil *ligamenteux postérieur*, commun aux articulations inter-tarsiennes, et tarso-métatarsiennes.

Dans les *didactyles*, la *synoviale* des deux rangées du tarse n'est le plus souvent, comme on le sait, qu'un grand diverticulum de celle de l'articulation tibio-tarsienne.

Dans les *tétradactyles irréguliers*, l'astragale se termine inférieurement par une petite éminence sphéroïdale, dont la cavité de réception est formée en avant par le scaphoïde, et en arrière par une masse fibro-cartilagineuse, appelée dans l'homme ligament *calcanéo-scaphoïdien*, à laquelle aboutissent le ligament latéral interne superficiel de l'articulation tibio-tarsienne, et un des faisceaux du ligament latéral profond de la même jointure.

Un autre *trousseau* fibreux descend du col de l'astragale sur les deux grands métatarsiens, en contractant des adhérences avec le cuboïde, le scaphoïde, et le troisième os cunéiforme.

Trois autres *ligaments*, que l'on peut appeler comme

dans l'homme, *calcanéo-cuboïdiens*, et distinguer en *postérieur*, *interne*, et *externe*, attachent le calcanéum au cuboïde.

A. Le *postérieur* est ici, comme dans les autres animaux, le plus considérable des trois.

B. L'*interne*, qui ne peut être convenablement aperçu que lorsque l'astragale a été tout à fait détaché et enlevé, est le plus court.

C. L'*externe* allongé et très grêle est couché obliquement sur le calcanéum.

La *synoviale* de l'articulation des deux rangées du tarse entre elles, remonte, ainsi que nous l'avons déjà dit, dans les jointures calcanéo-astragaliennes postérieures, et descend entre les facettes par lesquelles le cuboïde et le scaphoïde se correspondent.

ARTICULATIONS TARSO-MÉTATARSIENNES.

Diarthroses planiformes.

Ces articulations, pour la formation desquelles nous voyons les trois os du métatarse opposer leurs plans anguleux, aux surfaces de même forme que présentent inférieurement le second des os plats et les deux ou trois os irréguliers, ne constituent en réalité qu'une seule et même jointure, qui ne le cède en rien, pour la solidité et la fixité, aux diverses articulations inter-tarsiennes.

Moyens d'union. Les uns, placés tout autour des

plans articulaires, ne sont, à proprement parler, que
des dépendances de l'appareil ligamenteux périphérique de l'articulation tibio-tarsienne, et de celle des
deux rangées du tarse entre elles.

Les autres *ligaments tarso-métatarsiens*, au nombre
de trois, sont *inter-osseux;* ils s'étendent verticalement
d'une surface à l'autre.

Moyens de glissement. Ce sont deux synoviales placées l'une au devant de l'autre; l'antérieure remonte
entre les facettes de contiguité des deux os irréguliers
avec le second des os plats, et descend à l'opposé dans
les deux petites jointures inter-métatarsiennes supérieures; l'autre capsule synoviale, beaucoup moins étendue, mais aussi constante que la première, favorise le
jeu des petites facettes par lesquelles les deux os plats
se correspondent en arrière.

Différences. Dans les *didactyles*, les deux os plats et
les deux petits os appelés irréguliers, dont l'un, situé hors
de rang, représente plutôt un vestige de péroné qu'une
pièce du tarse, s'articulent chacun par une facette spé-
ciale avec le seul os qui forme la charpente du métatarse
chez ces animaux.

Parmi les moyens d'union, les uns *inter-osseux* appartiennent en propre aux articulations tarso-métatarsiennes; les autres *périphériques* ne sont, pour la plupart, que des dépendances de l'appareil ligamenteux de
l'une ou de l'autre des articulations intrinsèques du
tarse, comme dans les monodactyles.

Quatre *synoviales* distinctes, mais très peu étendues, favorisent le jeu de toutes ces petites diarthroses planifor-

13

mes ; l'une de ces capsules revêt le tendon par lequel
le fléchisseur du canon vient s'insérer à l'os irrégulier
qui fait partie de la rangée inférieure du tarse.

Dans le *chien* et le *chat*, quatre des cinq os qui composent la rangée inférieure du tarse, savoir : le cuboïde,
et les trois cunéiformes, opposent leurs facettes anguleuses à celles des quatre ou cinq os du métatarse réunis.

Des *ligaments* courts et très forts, les uns *périphériques*, les autres *inter-osseux*, maintiennent les surfaces
étroitement conjointes, et une seule *synoviale* favorise le
jeu des diverses fractions de la grande jointure que ces
surfaces concourent à former.

MÉCANISME DES ARTICULATIONS INTER-TARSIENNES, ET TARSO-MÉTATARSIENNES.

Ces diverses jointures, auxquelles la largeur des plans
de rapport des pièces qui les composent, la disposition
anguleuse et l'étendue du contact habituel de ces plans,
la multiplicité, la brièveté et la force des moyens d'u-
nion, donnent tant de solidité, ne permettent que des
mouvements excessivement restreints, dont le libre
exercice paraît même si peu indispensable à la régularité de ceux qui sont répartis au pied postérieur dans
les diverses actions locomotrices ordinaires, que la soudure de la plupart, et même de tous les os du tarse,
soit entre eux, soit avec ceux du métatarse, n'apporte
le plus souvent, ainsi que je l'ai nombre de fois
constaté, aucun changement notable dans l'exercice des
mouvements que le pied exécute sur la jambe. Le jeu

à peine sensible des articulations du tarse ne me semble
donc être qu'une condition de solidité de plus à ajouter à
toutes celles que présente, dans sa structure , cette partie fondamentale du pied.

ARTICULATIONS INTER-MÉTATARSIENNES, MÉTATARSO-
PHALANGIENNE, ET INTER-PHALANGIENNES.

Ces diverses jointures qui nous restent à étudier
offrent, sous le triple rapport de leur nombre , de leur
structure et de leur mécanisme, une identité tellement
parfaite avec les articulations du pied antérieur, désignées sous les noms de *inter-métacarpiennes*, *métacarpo-phalangienne*, et *inter-phalangiennes*, que tout ce qui
a été dit de celles-ci, se trouve être strictement appli-
cable à celles-là; aussi renvoyons-nous, pour l'étude de
ces dernières, à la description que nous avons donnée
de ces mêmes articulations dans le membre antérieur.

ARTICULATIONS DE L'HYOÏDE.

Elles comprennent, 1° les articulations de l'hyoïde
avec les temporaux, *temporo-hyoïdiennes*; et 2° celles des
différentes pièces de l'hyoïde entre elles, ou les articulations *inter-hyoïdiennes.*

1° *Articulation temporo-hyoïdienne.*

(Symphyse cartilagineuse.)

C'est par l'extrémité supérieure de chacune de ses
grandes branches, que l'hyoïde s'articule avec la portion

tubéreuse des os temporaux, non pas directement, mais par l'intermédiaire d'un cartilage cylindroïde long de six à huit lignes, à la flexibilité duquel sont dus les mouvements d'ensemble que les différentes pièces de l'hyoïde exécutent sur la base du crâne.

Différences. Dans les *carnivores*, ce cartilage est beaucoup plus long et plus souple que dans les *herbivores*.

2° *Articulations intrinsèques de l'hyoïde*, ou *inter-hyoïdiennes.*

Les cinq pièces osseuses dont se compose, dans les monodactyles, le petit appareil connu sous le nom impropre d'os *hyoïde*, sont assemblées de manière à former de chaque côté deux articulations, dont l'une est une *symphyse* cartilagineuse, et l'autre une *arthrodie.*

A. Pour constituer la première de ces deux jointures, les grandes et les petites branches de l'appareil hyoïdien sont unies angulairement au moyen d'un cartilage de quelques lignes de longueur seulement, dans l'épaisseur duquel on rencontre constamment, et même à une époque très rapprochée de celle de la naissance, un petit noyau osseux ovoïde, qui peut être considéré comme le vestige de la seconde petite branche que présente, en plus que dans le cheval, l'hyoïde des animaux ruminants.

B. Pour former la seconde articulation de l'appareil hyoïdien, chacune des petites branches oppose la cavité glénoïdale qui termine son extrémité inférieure, à l'éminence hémisphérique que porte chacune des cornes de l'hyoïde à sa rive supérieure et près de sa base.

Une membrane *synoviale* facilite le jeu assez varié, quoique très restreint de ces surfaces, et une petite *capsule fibreuse orbiculaire* en assure les rapports.

ARTICULATIONS DU LARYNX.

Nous diviserons ces articulations en *extrinsèques*, et en *intrinsèques*.

Les articulations *hyo-thyroïdienne*, et *crico-trachéenne* composent la première catégorie : la seconde comprend les articulations *crico-thyroïdiennes*, *crico-arythénoï-diennes*, *thyro* et *arythéno-épiglottiques*.

1° *Articulations extrinsèques.*

A. Articulation hyo-thyroïdienne.

L'hyoïde et le cartilage thyroïde ne sont point, à proprement parler, articulés ensemble, mais tout simplement unis l'un à l'autre par *trois ligaments*, un *moyen*, et deux *latéraux*, dont un *droit* et l'autre *gauche*.

A. Le *ligament hyo-thyroïdien moyen* est une expansion fibreuse jaune élastique, étendue de la lèvre supérieure du corps, et des cornes de l'hyoïde au bord supérieur du cartilage thyroïde. Ce ligament que traversent çà et là des divisions vasculaires, est en rapport inférieurement avec les muscles hyo-thyroïdiens, et supérieurement avec une masse adipeuse assez épaisse qui le sépare du muscle hyo-épiglottique.

B. Les *ligaments hyo-thyroïdiens latéraux* sont deux petits cordons fibro-cartilagineux, cylindroïdes, géni-culés, d'une à deux lignes de longueur, qui se portent de l'extrémité de chacune des cornes de l'hyoïde à une espèce de petite apophyse cartilagineuse que présente le thyroïde sur le milieu de son bord supérieur. Ces deux petits ligaments répondent : en dehors, aux muscles thyro-pharyngiens qui les recouvrent ; en dedans, à la muqueuse du pharynx, et en bas au ligament précédemment décrit. Les trois ligaments hyo-thyroïdiens, en raison de leur élasticité, se prêtent aux mouvements de bascule que le cartilage thyroïde exécute sur l'hyoïde au moment de la déglutition.

B. Articulation crico-trachéenne.

Le premier cerceau de la trachée n'est point non plus, à proprement parler, articulé avec le cricoïde, mais simplement uni à tout le bord inférieur de cette pièce du larynx par une membrane jaune circulaire que tapisse du côté interne la muqueuse trachéale. C'est en partie à l'élasticité de ce ligament membraneux, que sont dus l'allongement et le raccourcissement du conduit respiratoire.

2° *Articulations intrinsèques du larynx.*

A. Articulations crico-thyroïdiennes.

Pour former l'une et l'autre de ces deux petites diarthroses, la facette oblique et légèrement convexe, qui termine chacune des cornes du thyroïde est reçue dans une cavité creusée sur l'espèce de petite apophyse cartilagineuse que présente le cricoïde sur les côtés de son chaton.

Un seul *ligament* formé de fibres radiées, que recouvre

le muscle crico-pharyngien, enveloppe tout le côté externe de chacune de ces deux articulations, dont une synoviale facilite le jeu.

Le thyroïde et le cricoïde sont, en outre, unis l'un à l'autre sur la ligne médiane, par une production membraniforme jaune élastique, qui s'étend obliquement en arrière et en bas du pourtour de l'échancrure que présente inférieurement le premier de ces deux cartilages, au bord supérieur du second.

Ce grand ligament *crico-thyroïdien*, que traversent ici et là des divisions artérielles, répond d'un côté à la muqueuse du larynx et de l'autre aux muscles sterno et sous-scapulo-hyoïdiens réunis.

B. Articulations crico-arythénoïdiennes.

Ce sont encore deux petites diarthroses, dans chacune desquelles nous trouvons :

Deux petites facettes, dont une cricoïdienne convexe et l'autre arythénoïdienne concave ;

Un ligament très fort, qui répond à la muqueuse laryngée, assure les rapports des surfaces adjacentes, et une synoviale très lâche, que recouvrent dans presque toute son étendue les muscles crico-arythénoïdiens latéral, et postérieur, en facilite les mouvements.

A. Articulations thyro, et arythéno-épiglottiques.

Bien qu'il n'y ait aucun rapport immédiat, et conséquemment point d'articulation proprement dite, entre le thyroïde, les arythénoïdes et l'épiglotte, il n'en demeure pas moins constant que les deux premiers de ces cartilages sont unis au troisième, au moyen de ligaments élastiques très puissants.

A. L'un de ces *ligaments* (*thyro-épiglottique*), impair et très court, attache l'épiglotte sur la face postérieure de la partie moyenne du cartilage thyroïde.

B. Deux autres *ligaments,* que l'on pourrait nommer *arythéno-épiglottiques,* se portent, en rayonnant, des cartilages arythénoïdes aux prolongements corniculés de l'épiglotte. Ils répondent, d'un côté, à la membrane muqueuse du larynx qui les recouvre, et, de l'autre, aux deux muscles constricteurs de la glotte.

C. Deux autres enfin, connus sous les noms de ligaments *thyro-arythénoïdiens,* de ligaments de *ferrein,* de *cordes vocales,* de *rubans* de la *glotte,* s'étendent horizontalement de l'angle rentrant du cartilage thyroïde au bord antérieur des arythénoïdes. Ces ligaments, qui laissent entre eux un intervalle de forme triangulaire auquel certains anatomistes réservent le nom de glotte, sont en rapport, en dehors, avec les muscles thyro-arythénoïdiens, et en dedans, avec la muqueuse laryngée qui leur adhère intimement.

UNION DES CERCEAUX DE LA TRACHÉE ENTRE EUX.

Les cinquante ou cinquante-deux segments cartilagineux qui forment la charpente de cette partie de l'appareil respiratoire, connue sous les noms de *trachée artère,* ne sont point, à proprement parler, articulés entre eux, mais simplement unis par une série de petits faisceaux fibreux blancs, entrecroisés en X d'un côté à l'autre, qui se prêtent à l'écartement de toutes ces pièces cartilagineuses, non en s'allongeant, car ils sont aussi peu extensibles que les ligaments proprement dits, mais en changeant simplement de direction, et en se redressant les uns sur les autres par un mouvement de ciseaux.

Si l'entrecroisement des fibres de tous ces petits ligaments *inter-trachéens* explique la mobilité des cerceaux de la trachée, ce même mode de texture rend aussi raison de la grande solidité que présentent les parois du canal que ces ligaments concourent à former.

ARTICULATIONS DES OSSELETS DE L'APPAREIL AUDITIF.

Le compartiment de l'oreille interne, connu sous la dénomination de *caisse du tympan*, est traversé de dehors en dedans par une sorte de petite chaîne formée de quatre osselets articulés entre eux, l'un à la suite de l'autre, et auxquels on a donné les noms de *marteau*, d'*enclume*, de *lenticulaire*, et d'*étrier*.

A. Le marteau est engréné par son extrémité, qui a reçu le nom de *tête*, avec l'enclume, et adhère très fortement, par son manche, au centre de la membrane du tympan.

B. L'osselet que l'on a désigné sous le nom d'enclume tient à son tour, par l'extrémité de sa branche la plus longue, au lenticulaire, et par l'extrémité de sa branche la plus courte, aux parois de la cavité tympanique par un petit ligament muqueux.

C. Le lenticulaire tient donc d'un côté à l'enclume, avec laquelle on le trouve quelquefois soudé, même dans le fœtus, et du côté opposé avec l'étrier, duquel il est toujours assez facile de le séparer.

D. Enfin l'étrier, qui termine la chaîne tympanique, adhère, par toute l'étendue de sa base, à la membrane qui ferme l'ouverture de l'oreille interne, désignée sous les noms de *fenêtre ovale*, ou *vestibulaire*.

Mouvements. Les rapports des osselets de l'ouïe sont tellement immédiats, que le moindre ébranlement imprimé à l'un d'eux se communique aussitôt à l'ensemble de la chaîne, par un mouvement de bascule qui tend à enfoncer l'étrier dans la fenêtre ovale.

UNION DES CARTILAGES DE L'OREILLE EXTERNE.

Dans tous les animaux domestiques, l'oreille externe se compose de trois cartilages qui, eu égard à leur forme, ont été désignés sous les noms de *conque, d'annulaire,* et de *scutiforme.*

A. Les cartilages *conchinien* et *annulaire,* composant ensemble le pavillon de l'oreille et la partie flexible du conduit auditif, sont unis l'un à l'autre par une membrane fibreuse jaune, élastique, qui comble l'intervalle que ces deux pièces laissent entre elles au point où elles cessent d'être continues.

Quelques trousseaux de fibres blanches, épars çà et là sur la conque, semblent avoir pour objet de maintenir les gros plis que forme ce cartilage, et un petit ligament formé de fibres rayonnantes, attache le prolongement inférieur de cette pièce sur le côté de la poche gutturale.

B. Par sa circonférence inférieure, le cartilage annulaire est attaché sur le contour de l'hiatus auditif externe, au moyen d'un ligament fibreux circulaire, dont la tenacité est telle, que les oreilles peuvent supporter la plus forte traction.

C. Enfin, les cartilages *scutiforme* et *conchinien* sont unis entre eux par deux muscles appelés *scuto-auriculaires*.

ARTICULATIONS ACCIDENTELLES,

OU

FAUSSES ARTICULATIONS, ENCORE NOMMÉES PSEUDARTHROSES.

———

Lorsque les fragments d'un os fracturé ne se consolident point entre eux, mais restent mobiles l'un sur l'autre ; ou bien encore lorsque les pièces qui forment une articulation du genre de celles que nous avons appelées diarthrodiales, cessent tout à coup de se correspondre ; que l'une de ces pièces, abandonnant ses rapports naturels, vient se loger dans l'épaisseur des tissus, ou s'adapter à un point quelconque de la surface d'un autre pièce, il se forme presque toujours alors ce qu'on nomme une articulation accidentelle ou une fausse articulation.

Les causes qui dans le cas de fracture, donnent le plus souvent lieu à de fausses articulations, peuvent se ré-

duire à trois : 1° au défaut de rapports ou de coaptation
des surfaces de la fracture ; 2° aux mouvements qui ont
lieu entre les fragments ; 3° enfin à certaines affections
générales qui retardent ou empêchent la formation du
cal.

Les fausses articulations qui peuvent se former dans
le cas de fracture sont de deux sortes. Les unes, consti-
tuées par un tissu fibreux tendu entre les fragments,
offrent beaucoup d'analogie avec les *synarthroses* et
mieux encore avec les *symphyses*, tandis que les autres
présentent tous les caractères des articulations *diarthrodiales* naturelles. On pourrait appeler les premières de
ces articulations accidentelles des *pseudarthroses* par
continuité, et les secondes des *pseudarthroses* par *contiguité*.

A. Dans les *pseudarthroses* par *continuité*, rien ne ressemble aux articulations mobiles ordinaires ; ainsi les
fragments de l'os fracturé s'émoussent ordinairement,
et donnent, par tous les points qui répondent aux deux
surfaces de la fracture, implantation à des trousseaux
de fibres d'un blanc tantôt terne, et tantôt nacré, qui
s'étendent d'un fragment à l'autre. Ce tissu de nouvelle formation que l'on trouve aussi répandu, çà et
là, autour de la fracture, n'est, en réalité, que la substance des premières périodes du cal qui n'a point subi
la transformation osseuse pour constituer ce que l'on
appelle le cal définitif. Les fractures des côtes, si communes dans le cheval, présentent très souvent un semblable mode de réunion. L'intervalle qui sépare les
fragments l'un de l'autre, est quelquefois très étendu, et
si l'espèce de ligament inter-osseux de nouvelle formation qui remplit cet intervalle participe, ainsi que cela

arrive quelquefois, à ses points d'implantation, de la nature des cartilages, on voit alors les tissus ligamenteux et
cartilagineux se fondre l'un dans l'autre en certains en-
droits.

B. Les *pseudarthroses* par *contiguité* ressemblent, ainsi
que nous l'avons déjà dit aux articulations diarthrodiales
ordinaires. En effet, comme dans ces dernières nous y
trouvons :

1º Des surfaces contiguës, diversement configurées, et
revêtues de cartilages qui offrent tous les caractères de
ceux des diarthroses normales ;

2º Des moyens d'union fibreux qui sont le plus ordinairement périphériques, et disposés en forme de capsule ;

3º Enfin une membrane renfermant un liquide tout à
fait identique à la synovie.

Le cabinet des collections de l'école renferme plusieurs exemples de ces deux sortes de fausses articulations.

CONSIDÉRATIONS GÉNÉRALES

SUR

LES SYNOVIALES TENDINEUSES,

ENCORE APPELÉES BOURSES MUQUEUSES.

————

Ces membranes, que l'on trouve annexées aux tendons dans la plupart des points où ces espèces de cordes, destinées à transmettre l'action musculaire, appuient, frottent, et s'infléchissent, sont tout à fait identiques aux synoviales articulaires qui en tiennent quelquefois lieu, et avec lesquelles il n'est même pas rare, comme on le sait, de les voir communiquer, soit naturellement, soit accidentellement, c'est à dire avec l'âge, mais toujours sans qu'il en résulte le moindre inconvénient.

1° Ainsi, de même que les synoviales articulaires, les bourses muqueuses forment des sacs clos de toutes parts, dans lesquels flottent çà et là de petits prolongements grenus rougeâtres ou jaunâtres, semblables en tous points à ceux que nous avons décrits sous les noms de *franges synoviales.*

2° La configuration cystiforme des bourses muqueuses est aussi comme celle des synoviales articulaires, tantôt simple, et tantôt compliquée.

3° Toutes ces membranes, quelle que soit d'ailleurs leur forme, présentent également deux faces ; l'une par laquelle elles contractent des rapports plus ou moins intimes avec des parties graisseuses ou musculaires qui les tiennent tendues, ou bien, et le plus ordinairement encore, avec des parties fibreuses qui les affermissent et dont quelques unes leur forment des espèces d'enveloppes ou de gaines, qui rappellent tout à fait les ligaments capsulaires de certaines articulations diarthrodiales.

L'autre face des bourses muqueuses, libre de toute adhérence, est comme celle des synoviales articulaires, lisse, polie, et partout en contact avec elle-même, ainsi qu'avec le liquide oléiforme qui y est sans cesse versé par voie d'exhalation, et repris par voie d'absorption.

4° De même que toutes les séreuses, et que celles des articulations en particulier, les bourses tendineuses sont blanchâtres, demi-transparentes, fort peu extensibles, et tout à fait identiques par leur nature à l'élément cellulaire, aux dépens duquel on les voit assez souvent se former de toutes pièces [1].

[1] Tel est le mode d'origine le plus ordinaire de ces espèces de kystes, connus sous les noms de *ganglions tendineux.*

5° Le liquide qui humecte et lubrifie habituellement la surface libre des bourses muqueuses, variable en quantité, est absolument identique à celui que contiennent aussi en plus ou moins grande proportion les synoviales articulaires.

6° Comme celles-ci, les capsules tendineuses facilitent le glissement des parties auxquelles elles sont annexées, et diminuent conséquemment la perte du mouvement occasionnée par le frottement.

7° Enfin, sous le point de vue pathologique, il existe une identité non moins parfaite entre les unes et les autres de ces membranes.

Eu égard à la disposition qu'affectent les bourses muqueuses, on les a divisées en *vésiculaires* et en *vaginales*.

A. Les *bourses muqueuses vésiculaires*, de forme généralement arrondie, n'entourent jamais circulairement les tendons auxquels elles sont annexées, et ne contiennent la plupart qu'une quantité très minime de synovie.

B. Les *bourses vaginales*, beaucoup plus étendues, et plus compliquées dans leurs formes que les précédentes, auxquelles elles sont du reste identiques, entourent complètement les tendons, et présentent, comme les séreuses des cavités splanchniques, deux feuillets distincts, mais continus entre eux, dont l'un enveloppe immédiatement le tendon, tandis que l'autre, toujours plus étendu que le premier, qui n'en est que la réflexion, tapisse les parties voisines, et forme la paroi externe de l'espèce de double sac dans lequel le tendon se trouve contenu.

14

Telle est la disposition qu'affectent la plupart des
bourses tendineuses vaginales ; mais lorsque les tendons
de plusieurs muscles sont compris dans une gaine synoviale commune, celle-ci se trouve alors divisée, plus ou
moins complètement, en autant de gaines particulières
qu'il y a de tendons, par des cloisons que forment ces
membranes en se réfléchissant sur elles-mêmes, pour se
porter, soit d'un tendon à l'autre, soit de la paroi externe
à la paroi interne de la cavité qu'elles circonscrivent.

DES SYNOVIALES TENDINEUSES EN PARTICULIER.

1° BOURSES MUQUEUSES DE LA TÊTE.

A. L'une de ces membranes, arrondie, très petite, et
habituellement dépourvue de synovie, se trouve placée
sur la ligne médiane entre les deux cartilages qui forment
la charpente des ailes du nez.

B. Des deux autres, l'une tapisse le tendon du muscle
stylo-staphylin, à son passage dans la coulisse de l'os
ptérygoïde.

Tandis que l'autre favorise le glissement du tendon
de la branche digastrique du muscle stylo-maxillaire,
dans l'anneau que lui présente le tendon du muscle grand
kérato-hyoïdien.

2° SYNOVIALES TENDINEUSES DU MEMBRE ANTÉRIEUR.

A. Les tendons des deux muscles sous-scapulo-tro-

chinien et coraco-huméral, ont leur surface adjacente
tapissée par une bourse muqueuse de forme vésiculeuse,
dans laquelle on ne trouve jamais de synovie accumulée.

B. Une autre synoviale, de même forme que la précédente, mais incomparablement plus étendue, et toujours abondamment pourvue de synovie, tapisse d'un
côté la double coulisse de l'extrémité supérieure de l'humérus, et de l'autre le tendon du coraco-radial, mais
seulement sur sa face adjacente à cette double coulisse.

Différences. Dans les *monodactyles* et les *didactyles*,
cette grande bourse muqueuse est en rapport supérieurement avec un gros paquet adipeux qui la sépare complètement de la synoviale propre à l'articulation scapulo-
humérale, tandis que dans les *tétradactyles*, comme dans
l'homme, ces deux capsules synoviales communiquent
largement ensemble à toutes les époques de la vie.

C. Le tendon du muscle post-épineux, à son passage
sur l'espèce de sésamoïde fixe que représente la convexité du trochiter, est pourvu d'une petite bourse synoviale vésiculaire qui ressemble à une grande aréole celluleuse.

D. Une autre synoviale vésiculeuse très petite tapisse
le tendon par lequel le moyen extenseur de l'avant-bras
s'insère à l'olécrâne.

E. Les tendons des différents muscles qui prennent
leur origine, soit isolément, soit en commun, aux deux
éminences non articulaires de l'extrémité inférieure de
l'humérus, sont tapissés sur leur face profonde par la
synoviale de l'articulation du coude, qui remplit, à
l'égard de ces tendons, l'office d'une bourse muqueuse.

F. A son passage sur l'extrémité inférieure du radius, et sur le carpe, le tendon de l'extenseur antérieur de la région digitée se trouve contenu dans une grande bourse muqueuse vaginale, que j'ai vue plusieurs fois communiquer assez largement avec la capsule synoviale de l'articulation des deux rangées du carpe entre elles.

G. Une autre bourse muqueuse, du genre de celles que nous avons appelées vésiculaires, tapisse une des faces du même tendon à son passage sur le ligament antérieur de l'articulation métacarpo-phalangienne. Cette petite synoviale, dans laquelle on ne rencontre point ordinairement de synovie, se trouve pleine de cette liqueur, et souvent alors dilatée lorsqu'elle communique avec celle de l'articulation précitée. Ses dilatations, par la forme bilobée qu'elles affectent, et que leur imprime le tendon de l'extenseur, sont par cela même faciles à distinguer de celles résultant d'une hydropisie de la muqueuse sous-cutanée, que l'on voit assez souvent se développer sur la face antérieure du boulet.

H. Dans le reste de son étendue, et à deux hauteurs différentes, le tendon du muscle extenseur antérieur de la région phalangienne, est tapissé sur sa face profonde par la capsule synoviale de chacune des deux articulations inter-phalangiennes.

I. Les autres tendons qui occupent, soit la face antérieure, soit les côtés du carpe, au nombre de quatre, y compris celui par lequel le fléchisseur externe du canon s'insère au péroné, sont contenus, chacun en particulier, dans une bourse muqueuse vaginale qui affecte la même disposition, et les mêmes rapports que celle de l'extenseur antérieur des phalanges. De plus, le tendon de l'extenseur droit antérieur du canon, est tapissé au niveau du contour de l'extrémité supérieure du métacarpien principal, par une petite synoviale vésiculaire, dans laquelle on ne rencontre pas habituellement de synovie.

J. Une autre bourse muqueuse tout à fait distincte des précédentes, mais de même forme absolument, enveloppe le tendon du muscle épicondylo-métacarpien à son passage dans l'épaisseur du vaste appareil ligamenteux qui complète, du côté interne, la grande arcade carpienne.

L. A leur passage sur la face postérieure du carpe, les tendons des deux muscles fléchisseurs de la région phalangienne sont enveloppés en commun par une synoviale vaginale d'une forme très complexe, qui se termine inférieurement par deux digitations, dont l'une descend le long de la face profonde de la corde tendineuse du fléchisseur profond jusqu'au tiers supérieur du canon, tandis que l'autre, moins spacieuse et plus rapprochée des téguments, descend entre les deux tendons fléchisseurs, jusqu'au quart supérieur du métacarpe seulement.

C'est au côté interne de l'extrémité supérieure du canon, et précisément sur le trajet de ces deux digitations, que cette grande gaine tendineuse, un peu moins affermie que partout ailleurs, présente assez souvent des dilatations anormales, connues sous le nom de *vessigons* du genou. Autre part que dans ce point, toute dilatation de cette capsule me paraît absolument impossible.

K. Une autre bourse muqueuse vaginale, moins large, mais beaucoup plus allongée que la précédente, revêt en commun les mêmes tendons fléchisseurs, à partir du

tiers inférieur environ du métacarpe, jusqu'au bord supérieur du petit sésamoïde , où cette capsule s'adosse
presque immédiatement, d'un côté à la capsule synoviale
de la dernière articulation phalangienne , et de l'autre
à la petite bourse muqueuse qui tapisse la face supérieure du tendon du muscle fléchisseur profond , en deçà
de son insertion à la troisième phalange.

Les dilatations de cette grande bourse muqueuse, si
communes dans les animaux de l'espèce du cheval [1], ont
communément leur siège au dessus des grands sésamoïdes
et sur le côté des tendons fléchisseurs. Or, c'est précisément dans ces points que la gaine sésamoïdienne est le
moins soutenue et le plus exposée aux tiraillements de
toute espèce, en raison de la pesée que fait le métacarpe
sur l'extrémité du levier oblique représenté par la région
digitée tout entière.

Au niveau du milieu de la face postérieure de la première phalange, et souvent un peu plus bas, la cavité de
la gaine sésamoïdienne est traversée, d'avant en arrière,
par une ou plusieurs brides, que forme cette membrane
en se réfléchissant d'une paroi à l'autre de la cavité
qu'elle circonscrit [2].

M. Enfin , une dernière bourse muqueuse de forme
vésiculaire , contenant habituellement une assez grande

---

[1] Les dilatations anormales de cette capsule tendineuse, ou de la
synoviale de l'articulation du boulet, sont connues sous le nom
générique de *molettes*.

[2] Ces brides, ou fausses cloisons, que l'on rencontre aussi dans certaines autres bourses muqueuses vaginales, ont été désignées par
quelques anatomistes sous le nom de *ligaments muqueux*.

quantité de synovie, tapisse : d'un côté la face supérieure
de l'expansion par laquelle le tendon du fléchisseur profond s'insère à la dernière phalange, de l'autre la face
inférieure du petit sésamoïde, une partie de celle de la
dernière phalange, et le ligament qui unit ces deux os
entre eux. Cette capsule, que sa situation profonde est loin
de rendre tout à fait inaccessible aux corps vulnérants
qui peuvent s'introduire dans le pied, ne communique
jamais ni avec la capsule synoviale de la dernière articulation phalangienne, ni avec la grande gaine précédemment décrite, de laquelle elle se trouve séparée par une
lame fibreuse, blanche et inextensible dans le cheval,
jaune et élastique dans les autres animaux.

3° SYNOVIALES TENDINEUSES DU MEMBRE POSTÉRIEUR.

A. La surface par laquelle le tendon du grand fessier
répond directement à celui du petit fessier, et à la convexité du trochanter, est tapissée par une bourse muqueuse vésiculaire qui rappelle tout à fait celle que présente le muscle post-épineux, à son passage sur le trochiter.

B. Une autre petite bourse muqueuse revêt le tendon
commun aux deux muscles obturateur interne, et pyramiforme, à son passage sur l'angle cotyloïdien de
l'ischium.

C. Le tendon par lequel les muscles extenseur antérieur de la région digitée et fléchisseur du métatarse
prennent leur origine en commun à l'extrémité inférieure

du fémur, est tapissé, dans une étendue de quatre pouces environ, par la synoviale externe de l'articulation fémoro-tibiale, qui revêt également le tendon du muscle poplité, au point où il appuie et frotte sur celle des surfaces articulaires du tibia qui lui correspond.

D. Chacun des tendons situés sur la face antérieure ou sur les côtés du tarse, est pourvu d'une bourse muqueuse vaginale particulière, dans laquelle on ne rencontre habituellement que peu ou point de synovie. Ces membranes, que recouvre, comme au carpe, une sorte de grande aponévrose sous-cutanée, appartiennent aux tendons des muscles fléchisseur du métatarse et extenseurs des phàlanges.

E. A leur passage dans l'arcade tarsienne, les tendons des muscles tibio et péronéo-phalangiens sont contenus. dans une grande bourse muqueuse qui offre les mêmes dispositions essentielles que celle de l'arcade carpienne à laquelle elle correspond, avec cette différence cependant qu'elle descend un peu moins bas que cette dernière le long des tendons fléchisseurs. La gaine tarsienne est beaucoup moins affermie entre le calcanéum et la face postérieure du tibia que partout ailleurs ; aussi est-ce précisément en ce point qu'elle présente si souvent de ces dilatations anormales connues, en vétérinaire, sous le nom de *vessigons*.

Différences. Ainsi que nous l'avons déjà dit, cette grande bourse muqueuse vaginale communique presque toujours, dans les *didactyles* et les *tétradactyles*, avec la capsule synoviale de l'articulation tibio-tarsienne, tandis que dans le cheval la communication de ces deux capsules ne se fait jamais observer.

F. Une autre bourse muqueuse, de forme vésiculaire, tapisse les surfaces adjacentes du calcanéum et du tendon du muscle fémoro-phalangien ; l'hydropisie de la bourse synoviale sous cutanée, de la pointe du jarret, en a souvent imposé pour des dilatations anormales de cette petite synoviale tendineuse, dont les moyens d'affermissement sont si puissants, et en si grand nombre, que je doute fort qu'elle puisse jamais présenter ce genre d'altération.

Quant aux gaines tendineuses des régions métatarsienne et phalangienne, elles offrent exactement la même disposition que celles du pied antérieur, à l'article duquel nous renvoyons.

FIN.

36

TABLE DES MATIERES.

———

CONSIDÉRATIONS GÉNÉRALES.

DES ARTICULATIONS EN PARTICULIER.

ARTICULATIONS DES MEMBRES.

DES SYNOVIALES TENDINEUSES EN PARTICULIER.

FIN DE LA TABLE.

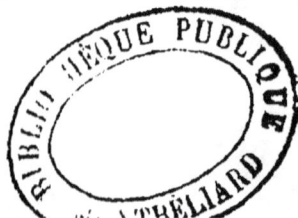

www.ingramcontent.com/pod-product-compliance
Lightning Source LLC
Chambersburg PA
CBHW070501200326
41519CB00013B/2670